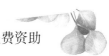

本书获 浙江省姚新苗国医名师传承工作室（　　　　　　　）
浙江省自然科学基金项目（LY17H270005） 经费资助

骨伤名家谈
骨质疏松症

主　编　姚新苗　陈　华

副主编　陈智能　李桂锦　何帮剑　陈煜民

编　委　周国庆　陈奇红　梁　康　谢跃鹏
　　　　周　杰

人民卫生出版社

·北京·

图书在版编目（CIP）数据

骨伤名家谈骨质疏松症 / 姚新苗，陈华主编 . —北京：人民卫生出版社，2022.2

ISBN 978-7-117-32669-8

Ⅰ. ①骨… Ⅱ. ①姚… ②陈… Ⅲ. ①骨质疏松 - 中医治疗法 Ⅳ. ① R274.91

中国版本图书馆 CIP 数据核字（2021）第 272295 号

| 人卫智网 | www.ipmph.com | 医学教育、学术、考试、健康，购书智慧智能综合服务平台 |
| 人卫官网 | www.pmph.com | 人卫官方资讯发布平台 |

骨伤名家谈骨质疏松症
Gushang Mingjia Tan Guzhi Shusongzheng

主　　编：姚新苗　陈　华
出版发行：人民卫生出版社（中继线 010-59780011）
地　　址：北京市朝阳区潘家园南里 19 号
邮　　编：100021
E - mail：pmph @ pmph.com
购书热线：010-59787592　010-59787584　010-65264830
印　　刷：北京铭成印刷有限公司
经　　销：新华书店
开　　本：710×1000　1/16　印张：11　插页：2
字　　数：192 千字
版　　次：2022 年 2 月第 1 版
印　　次：2022 年 4 月第 1 次印刷
标准书号：ISBN 978-7-117-32669-8
定　　价：55.00 元
打击盗版举报电话：010-59787491　E-mail：WQ @ pmph.com
质量问题联系电话：010-59787234　E-mail：zhiliang @ pmph.com

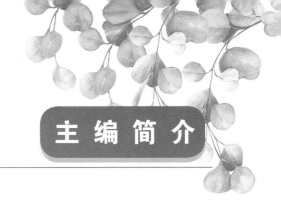

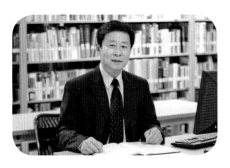

姚新苗 教授、主任中医师、博士研究生导师、博士后合作导师,浙江省名中医,浙江省国医名师,浙江中医药大学附属第三医院(浙江省中山医院)原院长;全国名老中医药专家传承工作室专家,第五、第六批全国老中医药专家学术经验继承工作指导老师,国家临床重点专科(康复科)负责人,国家中医药管理局中医药重点学科及重点专科负责人,浙江省中医药重点学科(中医老年骨伤学)带头人,浙江省中医药重点专科(中医中药防治骨质疏松症专科及颈肩腰腿痛专科)带头人。中华中医药学会针刀医学分会副主任委员,中国中西医结合学会康复医学专业委员会副主任委员,中华中医药学会骨伤科分会常务委员;浙江省中医药学会副会长,浙江省针灸学会副会长,浙江省康复医学会中西医结合康复专业委员会主任委员,浙江省中医药学会整脊分会主任委员。

长期从事中医骨伤、康复医学的临床医疗、教育及科研工作,主要研究中医中药防治骨质疏松症,以及中医中药、针刀疗法与整骨手法等对颈椎病、腰椎间盘突出症及其相关疾病的临床与实验研究。主张病因对应治病必求于本、筋骨并重才符合整体观念、重脾胃为接骨续筋之源等学术观点。

主持国家自然科学基金项目 1 项,浙江省自然科学基金项目 2 项(其中重点项目 1 项),浙江省中医药防治重大疾病攻关计划项目 1 项,浙江省中医药重点研究项目 2 项。主持完成的项目获浙江省科学技术奖一等奖和二等奖各 1 项、三等奖 2 项,获厅局级科技成果奖一等奖 1 项、二等奖 2 项、三等奖 2 项。主编《腰椎间盘突出症中医治疗》《名中医谈腰椎间盘突出症》专著 2 部,第二主编《中老年膝痛的现代康复》专著 1 部,副主编中医骨伤专著 2 部,副主编全国高等中医药院校骨伤教材与康复教材 2 部,副主编国家卫生和计划生育委员会中医、中西医结合住院医师规范化培训教材 1 部。发表学术论文 50 余篇。

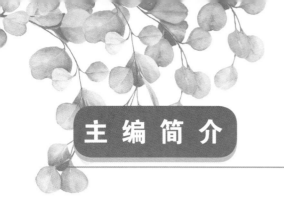

主编简介

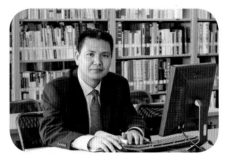

　　陈华　骨伤科学博士,副主任中医师,浙江中医药大学附属第二医院(浙江省新华医院)纪委书记,中国中西医结合学会疼痛学专业委员会委员,中国中医药研究促进会骨伤科分会委员,浙江省针灸学会针刀专业委员会副主任委员。一直从事骨伤科学临床、教学与科研工作。主持浙江省自然科学基金、浙江省中医药管理局、浙江省教育厅课题4项,参与各级课题多项,获浙江省科学技术进步奖1项、浙江省中医药科学技术进步奖3项,第二主编《名中医谈腰椎间盘突出症》专著1部,副主编《实用骨伤科临床诊查法》《浙江伤科名家名方选辑》专著2部,发表论文10余篇;长于中西医结合诊治骨伤科常见疾患,尤其擅长运用针刀、中药、整脊等方法治疗颈肩腰腿疼痛等慢性软组织损伤类疾患。

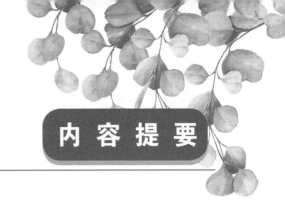

内 容 提 要

　　本书是姚新苗全国名老中医药专家传承工作室就骨质疏松症临床诊治的经验总结，分概论、骨质疏松症的治疗、骨质疏松症的预防、骨质疏松症的研究、医案医话等 5 章；系统阐述了骨的形态结构与功能，骨的发生、生长与重建，骨的代谢及调控机制，以及骨质疏松症的诊断、治疗、预防等知识；重点介绍了中医学对骨质疏松症的认识，骨质疏松症中医药防治的相关基础与临床研究；详细介绍了姚新苗防治骨质疏松症的"理筋为先""从瘀论治""补肾健脾活血法"等学术思想，并附有医案评析和常用基本方剂，可供广大临床医师及医学生学习参考。

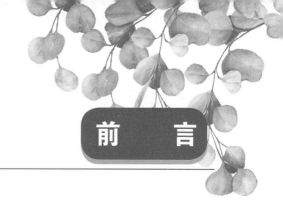

前　言

　　骨质疏松症已经成为一种世界范围内严重威胁人类健康的疾病。据统计，全世界大约有 2 亿人患骨质疏松症，其发病率已经跃居世界各种常见病的第 7 位。目前对骨质疏松症的研究涉及中医学、骨科学、内分泌学、老年医学、妇科学、放射学、流行病学、营养学、药理学和其他许多基础学科，已经成为当前国际上研究最活跃的课题之一。

　　骨质疏松症属于西医学病名。《黄帝内经》记载的"骨痿""骨枯"的相关症状与骨质疏松症极为相似。中医学对本病有关病因、病机、诊治、方药等方面有着较为系统的论述，是今天诊治本疾病的宝贵经验。本书编写者长期从事骨质疏松症有关的临床及研究工作，参考中西医学对骨质疏松症的最新认识和研究，系统总结目前临床上比较有效的中医诊治方法，结合国内外有关资料而编成此书。书中尤其注重传统中医诊治特色，并努力与西医学有关理论和方法相结合，重点介绍了中医学对骨质疏松症的认识、骨质疏松症中医药防治的相关基础与临床研究，详细介绍了姚新苗防治骨质疏松症的"理筋为先""从瘀论治""补肾健脾活血法"等学术思想，具有一定的实用性和可操作性，对广大基层中西医临床工作者具有较好参考价值。

　　由于编写时间仓促，加之写作水平与临床实践经验有限，书中难免存在不足之处，恳请广大读者批评指正。

姚新苗全国名老中医药专家传承工作室
浙江省姚新苗国医名师传承工作室
2022 年 1 月

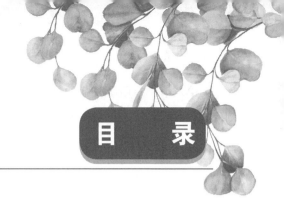

目　录

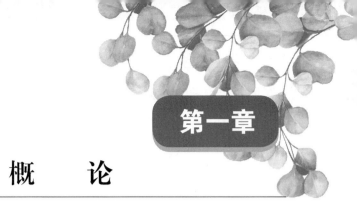

第一章

概　论

第一节　骨的形态结构与功能

成人骨总数为 206 块。骨的重量在成人约占体重的 1/5,而在新生儿则占 1/7。按其所在部位,骨可分为中轴骨与四肢骨。中轴骨由躯干骨(51 块)和颅骨(29 块,含听小骨 6 块)组成,四肢骨则由四肢带骨和自由四肢骨组成,其中上肢骨 64 块、下肢骨 62 块(详见表 1-1)。每块骨都是具有一定形态和功能的活器官,含有丰富的血管、神经和淋巴管,能不断进行新陈代谢,有生长发育、修复、再生、改建等功能。骨与骨之间的连结装置称骨连结,全身骨通过骨连结构成骨骼,成为人体的支架。经常体育锻炼可促进人体骨骼发育,使骨骼粗壮结实;若长时间失用则会萎缩退化,导致骨骼细弱、骨质疏松。

表 1-1　人体骨的组成

分类	总数目/块	各骨名称和数目/块
颅骨	29	脑颅骨(14):额骨 1　筛骨 1　蝶骨 1　枕骨 1　颞骨 2　顶骨 2　听小骨 6 面颅骨(15):上颌骨 2　腭骨 2　颧骨 2　鼻骨 2　泪骨 2　下鼻甲 2　犁骨 1　下颌骨 1　舌骨 1
躯干骨	51	颈椎 7　胸椎 12　腰椎 5　骶椎 1　尾椎 1　肋骨 24　胸骨 1
上肢骨	64	锁骨 2　肩胛骨 2　肱骨 2　桡骨 2　尺骨 2　手舟骨 2　月骨 2　三角骨 2　豌豆骨 2　大多角骨 2　小多角骨 2　头状骨 2　钩骨 2　掌骨 10　指骨 28
下肢骨	62	髋骨 2　股骨 2　髌骨 2　胫骨 2　腓骨 2　距骨 2　跟骨 2　足舟骨 2　内侧楔骨 2　中间楔骨 2　外侧楔骨 2　骰骨 2　跖骨 10　趾骨 28

一、骨的形态

人体骨的形态多种多样,不同形状的骨具有不同的功能,一般可分为长骨、短骨、扁骨、不规则骨等4种。

1. **长骨** 呈长管状,主要分布在四肢,在运动中起杠杆作用,由"一体两端"组成。"体"即骨干,骨质致密,其内部有一空腔称骨髓腔,腔内含有骨髓。在体的一定部位常有血管出入的滋养孔。"端"又名"骺",往往具有光滑的关节面,关节面覆盖有关节软骨。小儿长骨的干与骺之间夹有一层软骨,称骺软骨,能不断增生,又不断骨化,使骨的长度增加。成年后骺软骨骨化,原骺软骨处留有一线状痕迹,称骺线。

2. **短骨** 近似于立方形,多见于承受压力较大而运动较复杂的部位,如腕骨、跗骨等。

3. **扁骨** 呈板状,分布于头、胸等处,具有较大的弹性与坚固性,常构成骨性腔的壁,对其内部的脏器起到保护作用,如颅骨、胸骨、髋骨等。

4. **不规则骨** 形状不规则,如椎骨。有的不规则骨内具有含气的空隙,既可减轻骨的重量,又能在发音时产生共鸣作用,故又称"含气骨",如上颌骨、筛骨、额骨等。

此外,在某些肌腱或韧带内有形如豆状的籽骨,多位于手掌和足底的着力点,在运动中使肌腱较灵活地滑动于骨面,从而减少摩擦并改变骨骼肌牵引方向。

二、骨的构造

每块骨都由骨质、骨膜、骨髓等构成,并有神经和血管等分布。

1. **骨质(osseous substance)** 是骨的主要成分,可分为骨密质与骨松质两种。

(1)骨密质(compact bone):又称骨皮质,约占人体骨量的80%,因质地致密坚硬而得名,耐压性强,抗张力较强。构成长骨干及其他类型骨和长骨骺的外层;在颅盖骨,骨密质构成外板和内板。

(2)骨松质(spongy bone):约占人体骨量的20%,分布在骨的内部,因质地疏松,呈海绵状而得名。颅盖骨内外板之间的骨松质称板障。骨松质由相互交错的骨小梁构成,其排列的方向与身体重力传递及肌肉牵拉力的方向一致。在外力影响下,骨小梁的排列与张力方向一致者,称张力曲线;与压力方向一致者,称压力曲线。这种排列使压力向各方分散,因而能承受较大的重量。

骨质的分布因骨的种类不同而异,长骨的骨密质以骨干的中部最厚,向两端逐渐变薄,在骺部表面仅覆盖一层很薄的骨密质;在长骨的骨干有少量的骨松质伸向骨髓腔,在骺部的内部是骨松质。短骨、扁骨及不规则骨的表面为一薄层骨密质,内部均为骨松质。

2. **骨膜(periosteum)** 骨膜是由致密结缔组织构成的膜,覆盖在除关节面以外的骨的表面。骨膜具有丰富的血管、神经,故感觉敏锐,并对骨的营养和生长具有重要作用。幼年时期骨膜内层的成骨细胞直接参与骨的生长,使骨不断加粗;成年后转为静止状态,但它始终保持分化能力,一旦发生骨折,又可重新分化为成骨细胞,形成骨痂,使骨折端愈合。幼年时期骨膜的破骨细胞参与破坏旧骨质,使骨髓腔逐步扩大。骨膜内层的成骨细胞和破骨细胞,分别具有产生新骨质和破坏旧骨质的功能,在骨的发生、生长、改造和修复时,它们的功能最为活跃。当骨膜剥离后,骨不易修复,甚至可能坏死。

3. **骨髓(bone marrow)** 骨髓为柔软而富有血液的组织,充填于长骨骨髓腔与骨松质的网眼内,主要由多种类型的红细胞与网状结缔组织等构成,分为红骨髓和黄骨髓。红骨髓具有造血功能,内含大量不同发育阶段的红细胞和某些白细胞;黄骨髓含大量脂肪组织。胎儿及幼儿的骨内全是红骨髓;6岁前后,长骨骨髓腔内的红骨髓逐渐转化为黄骨髓,红骨髓仍保留于各种类型骨的松质内,继续造血。当大量失血和贫血时,黄骨髓又能转化为红骨髓,恢复造血功能。

4. **骨的血管、淋巴管与神经** 骨有丰富血管供应,包括滋养动脉、静脉,骺动静脉与骨膜动静脉等,且血管的分布随着骨的生长、塑形改造而变化。关节软骨内无营养血管,其营养来源靠软骨下骨内血管的渗透和关节滑液的渗透。

早在19世纪就有人提出骨内血管周围可能有淋巴间隙,但迄今未能得到证实。近年来的研究表明,骨膜的淋巴管很丰富,但骨的淋巴管是否存在,尚有争议。

神经伴随滋养血管进入骨内,分布到哈弗斯管的血管周围间隙中,以内脏传出神经纤维较多,分布到血管壁;躯体传入神经纤维则多分布于骨膜。骨膜对张力或撕扯的刺激较为敏感,故骨折和骨脓肿常引起剧烈疼痛。

三、骨组织的形态结构

骨组织(osseous tissue)由细胞和钙化的细胞外基质组成,其特点是细胞外基质中有大量的骨盐沉积,使骨组织成为人体最坚硬的组织之一。细胞类型包括骨祖细胞、成骨细胞、骨细胞和破骨细胞等。其中骨细胞最多,位于骨组织内部,其余3种细胞均分布在骨组织边缘。

1. **骨基质**(bone matrix) 骨基质简称骨质,即钙化的骨组织的细胞外基质,包括有机成分和无机成分,含水极少。有机成分包括大量胶原纤维和少量基质,其中胶原纤维占90%,化学成分主要是Ⅰ型胶原蛋白,故骨组织切片染色呈嗜酸性。基质呈凝胶状,主要成分是蛋白多糖及其复合物,具有黏合纤维的作用。骨质中还有骨钙蛋白(osteocalcin)、骨桥蛋白(osteoprotein)、骨粘连蛋白(osteonectin)和钙结合蛋白(calbindin)等,它们在骨的钙化、钙离子的传递和平衡、细胞与骨质的黏附等方面各有作用。无机成分又称骨盐,占干骨重量的65%,以钙、磷元素为主,也包含其他多种元素。骨盐的存在形式主要是羟基磷灰石结晶,呈细针状,长10~20nm,沿胶原原纤维长轴排列并与之紧密结合。

骨组织在最初形成时并无骨盐沉积,称类骨质(osteoid)。类骨质经钙化(无机盐有序地沉积于类骨质的过程)后才转变为坚硬的骨质。

骨质的结构呈板层状,称骨板(bone lamella)。成层排列的骨板犹如多层木质胶合板。同一骨板内的纤维相互平行,相邻骨板的纤维则相互垂直,这种结构有效地增加了骨的强度。在长骨骨干、扁骨和短骨的表层,骨板层数多、排列规则,所有骨板紧密结合,这些骨板构成骨密质。在长骨的骨骺和骨干内表面、扁骨的板障和短骨的中心等处,数层不甚规则的骨板形成大量针状或片状骨小梁,它们交错成为多孔的立体网格样结构,网孔大小不一,肉眼可分辨,这样便形成骨松质。

2. **骨组织的细胞**

(1)骨祖细胞(osteoprogenitor cell):是骨组织的干细胞,位于骨膜内。细胞呈梭形,较小,胞质少,核椭圆形或细长形。骨祖细胞可分化为成骨细胞和成软骨细胞,分化方向取决于所处部位和所受的刺激性质。当骨生长、改建或骨折修复时,骨祖细胞活跃,不断分裂分化为成骨细胞。

(2)成骨细胞(osteoblast):分布在骨组织表面,呈立方形或矮柱状,通常单层排列。相邻成骨细胞突起之间以及与骨细胞突起之间有缝隙连接。核圆形,位于远离骨表面的细胞一端;胞质嗜碱性,电镜下可见大量的粗面内质网和高尔基复合体。成骨细胞合成和分泌骨基质的有机成分,形成类骨质。成骨时,成骨细胞还释放基质小泡(matrix vesicle)。基质小泡直径25~20nm,有膜包被,膜上有钙结合蛋白和碱性磷酸酶,泡内有细小的钙化结晶。钙化结晶释放到类骨质后,即以此为基础形成羟基磷灰石结晶,故认为基质小泡是钙化的起始部位。钙结合蛋白和碱性磷酸酶在钙化过程中也起了极其重要的作用。除了分泌类骨质，成骨细胞还分泌多种细胞因子，调节骨组织的形成和吸收，促进骨组织的钙化。成骨细胞分泌类骨质后自身被包埋于其内，转变为骨细胞。

（3）骨细胞（osteocyte）：是一种多突起的细胞，单个分散于骨板内或骨板之间。细胞体所在的腔隙称骨陷窝（bone lacuna），突起所在的腔隙称骨小管（bone canaliculus）。骨细胞的结构和功能与其成熟度有关。刚转变的骨细胞与成骨细胞相似，仍能产生少量类骨质。随着类骨质逐渐钙化为骨质，细胞逐渐成为成熟的骨细胞，即一般所称的骨细胞。胞体变小，呈扁椭圆形，细胞器减少，突起延长，相邻骨细胞的突起以缝隙连接相连，骨小管则彼此相通。骨陷窝和骨小管内含少量组织液，可营养骨细胞并输送代谢产物。骨细胞具有一定的溶骨和成骨作用，参与调节钙、磷平衡。

（4）破骨细胞（osteoclast）：数量少，散在分布于骨组织边缘，是一种多核巨细胞，由血液单核细胞融合而成。细胞直径 30~100μm，核 6~50 个。胞质为嗜酸性，细胞器丰富，尤以溶酶体和线粒体居多。功能活跃的破骨细胞有明显的极性，电镜下可见紧贴骨组织一侧有许多大小和长短不一的突起，构成光镜下的皱褶缘（ruffled border）。环绕于皱褶缘的胞质略微隆起，像一堵环形围堤包围皱褶缘，电镜下电子密度低，称亮区。亮区的细胞膜紧贴骨组织，使皱褶缘区封闭成为一个特殊的微环境。破骨细胞在此释放多种水解酶和有机酸，溶解骨盐，分解骨有机成分。皱褶缘深面有许多吞噬泡和吞饮泡，内含细小的骨盐晶体和解体的有机成分，它们将进一步在细胞内降解，表明破骨细胞具有很强的溶骨和吸收能力。在骨组织内，破骨细胞和成骨细胞相辅相成，参与骨的生长和改建。

3. 长骨的组织结构

（1）骨干：主要由密质骨构成，内侧有少量松质骨形成的骨小梁。密质骨在骨干的内外表层形成环骨板，在中层形成哈弗斯系统和间骨板。骨干中有横向穿行的管道，称穿通管（perforating canal），其穿行方向与骨干的长轴几乎垂直，内含血管、神经和少量结缔组织，结缔组织中有很多骨祖细胞。穿通管在骨表面的开口即滋养孔。

1）环骨板（circumferential lamella）：指环绕骨干内、外表面排列的骨板，分别称内环骨板和外环骨板。外环骨板厚，由数层或十多层骨板组成，较整齐地环绕骨干排列；内环骨板薄，仅由数层骨板组成，不如外环骨板规则。

2）哈弗斯系统（Haversian system）：为在内外环骨板之间的大量长柱状结

构,又称骨单位(osteon),是长骨中起支持作用的主要结构。由呈同心圆状排列的哈弗斯骨板围绕中央管构成。骨板中的胶原纤维绕中央管呈螺旋状走形,相邻骨板的纤维方向互相呈直角。骨单位的长度为3~5mm,哈弗斯骨板4~20层,故骨单位粗细不一。中央管与穿通管相通,穿通管内的血管、神经以及结缔组织进入中央管。

3)间骨板(interstitial lamella):位于骨单位之间或骨单位与环骨板之间,是一些数量不等、形状不规则的平行骨板,是骨单位生长和改建过程中哈弗斯骨板或环骨板未被吸收的残留部分。

(2)骨骺:主要由松质骨构成,其表面有薄层密质骨,与骨干的密质骨相连续。骨骺的关节面覆盖有关节软骨,为透明软骨。松质骨内的小腔隙和骨干中央的腔通连,共同构成骨髓腔。

(3)骨膜:除去关节面以外,骨的内、外表面都覆盖有结缔组织膜,分别称骨内膜和骨外膜,但通常所说的骨膜指骨外膜。骨外膜(periosteum)又分为内外两层,外层较厚,为致密结缔组织,纤维粗大密集,交织成网,其中有些纤维束穿入骨质,称穿通纤维(perforating fiber),起固定骨膜和韧带的作用;内层为薄层疏松结缔组织,富含血管、神经和骨祖细胞。骨内膜(endosteum)很薄,由一层扁平的骨祖细胞和少量结缔组织构成,也延伸入穿通管及中央管。骨膜的主要功能是营养骨组织,并为骨的生长和修复提供成骨细胞。骨膜中的骨祖细胞具有成骨和成软骨的双重潜能。

四、骨骼的生理功能

骨骼是运动系统的重要组成部分,在神经系统和其他系统的密切配合下,行使着重要的生理功能。

1. **支架作用** 骨与软骨共同构成人体的支架,分别由骨组织和软骨组织组成。骨组织和软骨组织是高度分化的结缔组织,间质呈坚硬的固态。骨组织为坚硬的结缔组织,具有致密规则的组织结构,包括分子水平上的磷灰石晶体的排列和器官水平上骨网络的应变结构模式,这都为骨骼的生理功能提供了强有力的组织结构基础。骨与骨之间相互连接成一个完整的有机整体,对机体起到了支撑作用,使身体保持一定的形状和姿势,承担身体自身的重量和附加的重量。

2. **保护作用** 一些骨骼按一定的方式连接而围成某些体腔,以其坚硬的结构保护着腔内的重要脏器。如8块脑颅骨围成了颅腔,容纳并保护大脑组织;全部胸椎、胸骨和12对肋借关节和韧带连接成胸廓,容纳保护着心脏及其大血管、肺、气管、食管和神经等重要结构;由骶骨、尾骨及左右髋骨连接成骨盆,容纳保护着膀胱、子宫、卵巢、前列腺等盆腔脏器。

3. 运动和支持作用　骨骼系统本身没有自主或主动的运动功能,而是在神经系统支配下,通过骨骼肌的收缩牵拉来实现骨骼的活动。骨骼起杠杆和支持体重的作用。骨端和骨端由关节连接成杠杆的轴心,关节囊内有滑液,关节面有关节软骨,其表面光滑以减少杠杆轴心的摩擦力。有些关节,如椎骨间的纤维环、关节盘和膝关节的半月板等都是由纤维软骨构成的,有一定的弹性,在运动和支持体重中起到弹性缓冲的作用。

4. 参与机体钙磷代谢　骨骼是体内钙和磷的贮存库,机体内约99%的钙贮存于骨骼,是人体内最大的钙库。骨钙库的作用主要在于骨组织能通过细胞的活动,随时动员机体所需要的钙离子入血。如在甲状旁腺激素的作用下,可通过骨细胞性溶骨作用将钙从骨陷窝壁中释放出来。当机体长期大量消耗血钙,急需骨钙补充时,还可动员破骨细胞性溶骨作用将结构骨中的钙离子大量释放入血。但当血液中的钙、磷浓度升高时,血液中的钙、磷又可贮存于骨组织内。骨组织参与体内钙磷的调节作用受诸多因素的影响,如维生素 D、甲状旁腺激素、降钙素、性激素、某些细胞因子等。

5. 造血功能　人的血细胞最初在胚胎卵黄囊壁的血岛生成,以后又陆续在肝、脾和骨髓等器官内发生。从胚胎后期至出生后直至终生,骨髓是主要的造血器官,主要产生红细胞系、粒细胞系、单核细胞系和巨核细胞系(血小板系),这些细胞系称骨髓成分。骨髓分红骨髓和黄骨髓,红骨髓主要分布于扁骨、不规则骨和长骨骨骺端的松质骨,造血功能活跃;黄骨髓内仅有少量幼稚血细胞,故仍保持着造血潜能,当机体需要时可转变为红骨髓。脾和淋巴结等淋巴器官以及淋巴组织则是淋巴成分(T、B 淋巴细胞)组成或增殖的场所。血细胞在造血器官内生成,至成熟或接近成熟时进入血液循环。

(陈　华)

第二节　骨的发生、生长与重建

一、骨组织发生的基本过程

骨来源于胚胎时期胚内中胚层的间充质细胞。胚胎的第 6 期末(约第 16 天),这些细胞具有了向不同方向分化的潜能,可以分化为成纤维母细胞、成软骨细胞和成骨细胞等。骨组织发生的基本过程包括了骨组织形成和骨组织重吸收两方面的变化,一方面不断形成新的骨组织,另一方面旧的骨组织不断被吸收和改建,从而保证骨的生长发育与个体的生长发育相适应。二者在骨组织发生发育过程中总是同时存在,相辅相成,且不限于胚胎时期,在成人骨组织仍继续进行。

1. **骨组织的形成** 骨组织的形成一般分两步完成,首先是形成类骨质,之后是类骨质钙化为骨组织。在胚胎早期,首先由中胚层间充质细胞在将要形成骨的部位转为骨祖细胞(又名骨原细胞、前成骨细胞),然后增殖分化为成骨细胞,再由成骨细胞进一步成熟为骨细胞。当骨膜形成以后,骨细胞则由骨膜中的骨祖细胞逐步分化而来。成骨细胞是骨组织形成过程中最活跃的细胞,具有合成和分泌骨胶原纤维和基质的功能;刚刚形成的骨细胞尚有产生基质的能力,当其成为成熟的骨细胞时便失去了这种功能。

在骨组织的形成过程中,成骨细胞首先合成骨胶原纤维和有机基质,内含唾液蛋白、硫酸软骨素、类脂等,因尚无骨盐沉积,故称类骨质。类骨质逐渐将成骨细胞包埋,埋入类骨质中的成骨细胞则成为骨细胞。类骨质形成后不久即有钙盐沉积,钙盐在类骨质的沉积过程,称类骨质的钙化。这种钙盐由钙、磷酸根和羟基结合而成,分子式为 $Ca_{10}(PO_4)_6(OH)_2$,称羟基磷灰石,其结晶体呈针状,沿骨胶原纤维平行排列。类骨质一经钙化便成为骨组织。随后在新形成的骨组织表面又有新的成骨细胞继续形成类骨质,并有钙盐沉积钙化,如此不断进行,使胚胎时期和出生后生长发育时期的骨组织不断形成、生长。由此可见,骨组织形成的关键在于类骨质的形成和钙化。

钙盐沉积的机制目前尚未完全明了。沉积于类骨质中的无机物来自血液,它们通过毛细血管渗透到骨组织液中。正常人血浆中 $Ca \times Pi = (3\sim40)$mg/100ml(Pi 指全部游离的正磷酸盐,如 HPO_4^{2-}、$H_2PO_4^-$ 和 PO_4^{3-}),当此乘积达到一定阈值,即 $Ca \times Pi > 40$mg/100ml 时,组织液中的钙和磷就在类骨质中先形成无定型的胶体磷酸钙,然后进一步转变为羟基磷灰石结晶,从而使类骨质发生钙化。至于在正常情况下钙盐为何只选择性沉积在骨组织,而不沉积于其他结缔组织,原因尚不清楚。有学者认为,线粒体对钙盐有浓集和释放作用,其基质颗粒中的磷酸钙可排至细胞外基质中,加速钙盐沉积;另一种观点认为,骨胶纤维在细胞外形成过程中,作为核晶,起着对骨盐沉积的诱导作用。

成熟的成骨细胞具有合成和分泌骨钙素的功能。骨钙素多沉积于骨内,少量进入血液循环,具有维持骨的正常钙化速率、抑制异常羟基磷灰石结晶形成以及抑制软骨钙化等作用。

2. **骨组织的吸收** 在骨组织的发生和生长过程中,既有骨组织的形成,同时也有骨组织的重吸收。一方面是骨组织本身生长发育的需要,同时骨在不断增大时,尚需变形以适应胚胎时期其他器官的发育,因此既有的骨组织需要通过再吸收以适应新环境的要求。参与吸收过程的细胞主要是破骨细胞。骨组织被吸收的浅凹,是由破骨细胞侵蚀溶解骨组织所造成的。

骨组织吸收的机制即破骨细胞溶骨,其过程为:破骨细胞的皱褶缘与亮区共同构成重吸收装置,提供一个局部封闭的微环境;破骨细胞分泌酸性物质、溶酶体酶和胶原酶,溶解骨的无机盐和有机质,然后通过皱褶缘摄入破骨细胞内,再排至细胞外液。破骨细胞有很强的移动能力,在一个部位完成骨质吸收后,可以移至另一个部位进行骨质的重吸收活动。甲状旁腺激素、前列腺素和破骨细胞活化因子等均能够促进破骨细胞的溶骨作用和增加破骨细胞的形成。

事实上,骨组织的形成和吸收同时存在,处于动态平衡。成骨细胞的骨形成与破骨细胞的骨重吸收是骨组织发生以及生长发育过程中不可缺少的两个方面,通过两者相辅相成不可分割的活动完成骨的成形和改建。成年后这两方面的活动仍缓慢持续终生。目前认为,成骨细胞与破骨细胞通过相互调控,共同完成骨组织的形成和吸收,保证骨的生长发育与个体的生长发育相适应。在完成骨改建的过程中,若某种原因导致二者活动不协调,就会造成骨的异常和病变。

二、骨组织发生的方式

由于骨的类型不同,骨组织发生的方式有两种:膜内成骨和软骨内成骨。膜内成骨是指从胚胎性结缔组织不经过软骨阶段直接骨化形成骨组织,也称膜性骨发生;软骨内成骨是指先由间充质形成软骨雏形,在此基础上再进一步骨化形成骨组织,又称软骨性骨发生。

1. **膜内成骨**(intramembranous ossification) 人体内只有少数骨骼以此种方式成骨,如额骨、顶骨、枕骨、颞骨、锁骨等扁骨和不规则骨等。膜内成骨的成骨过程开始于胚胎期的第8周,最典型的部位是顶骨。在将要成骨的部位,间充质首先分化为原始结缔组织膜,然后,间充质细胞分化为骨祖细胞,后者进一步分化为成骨细胞。成骨细胞在此生成骨组织。首先形成骨组织的部位称骨化中心(ossification center),随着骨化的不断进行,骨小梁形成。成骨细胞在骨小梁表面不断分泌新的类骨质,使骨小梁增长、加粗。成骨细胞从骨祖细胞不断得到补充。骨小梁的范围逐渐扩大成为松质骨,以后松质骨

9

外侧的区域逐步改建为密质骨。成骨区周围的结缔组织相应地转变为骨膜。

2. **软骨内成骨**（endochondral ossification）　人体的大多数骨，如四肢骨、躯干骨和部分颅底骨等，都以这种方式发生。在软骨内成骨过程中，先由间充质形成透明软骨，当发育到一定程度时，透明软骨逐渐退化，随着血管的侵入，前成骨细胞自软骨膜进入软骨组织，在退化的软骨组织中造骨并逐渐取代软骨组织。这种成骨方式比膜内成骨复杂，现以长骨的发生为例，简述如下：

（1）软骨雏形形成：由间充质形成软骨是软骨内成骨的开始。在将要成骨的部位，间充质细胞聚集、分化形成骨祖细胞，后者继而先后分化为成软骨细胞和软骨细胞。软骨细胞分泌软骨基质，细胞自身被包埋其中，于是形成一块透明软骨，其外形与将要形成的长骨相似，故称软骨雏形（cartilage model）。周围的间充质则分化为软骨膜。软骨雏形生长到一定程度时，其中段的软骨细胞体积增大，并分泌碱性磷酸酶，导致细胞周围的薄层软骨基质钙化，而钙化的软骨基质阻断了弥散性营养供应，导致软骨细胞退化死亡，留下较大的软骨陷窝。

（2）骨领形成：骨领（bone collar）开始形成于软骨雏形中段的软骨膜下。在软骨雏形中段开始退化的同时，软骨膜周围的毛细血管长入软骨膜，其内层的骨祖细胞分化为成骨细胞。由于毛细血管的长入，在氧充足的微环境诱导下，于软骨中段的表面形成薄层原始骨松质鞘，形如领圈状围绕着软骨雏形中段，故名骨领。骨领形成后，其表面的软骨膜即改称骨外膜。骨外膜内层的骨祖细胞继续分裂、分化，在骨领表面以及两端增添新的骨组织，使骨领增厚加长，成为原始骨干的松质骨。

（3）初级骨化中心与骨髓腔形成：软骨雏形中央的软骨细胞停止分裂，体积变大，并分泌碱性磷酸酶，其周围的软骨基质钙化，软骨细胞退化死亡。骨膜中的血管连同结缔组织穿越骨领，进入退化的软骨区。破骨细胞、成骨细胞、骨祖细胞和间充质细胞随之进入。破骨细胞消化分解退化的软骨，形成许多与软骨雏形长轴一致的隧道。成骨细胞贴附于残存的软骨基质表面成骨。这种以钙化软骨基质为中轴、表面附以骨组织的结构，称过渡型骨小梁。开始出现过渡型骨小梁的部位即为初级骨化中心（primary ossification center）。过渡型骨小梁之间为初级骨髓腔，间充质细胞在此分化为网状细胞，形成网状组织，当造血干细胞进入并繁殖时，即成为造血组织或骨髓。

初级骨化中心形成后，骨化将继续向软骨雏形两端扩展，过渡型骨小梁也将被破骨细胞吸收，使初级骨髓腔融合成一个较大的腔，称骨髓腔。在此过程中，雏形两端的软骨不断增生，邻接骨髓腔处不断骨化，从而使骨不断加长。同时骺软骨到初级骨化中心之间出现了一个中间移行区，可分为4个区带：①软骨储备区：软骨细胞较小，呈圆形或椭圆形，分散存在。软骨基质呈弱嗜碱性。②软骨增生区：软骨细胞增殖活跃，细胞为扁平形，同源细胞群成单行排列，形成一串串并列纵行的软骨细胞柱。③软骨钙化区：软骨细胞成熟肥大，变圆，并逐渐退化死亡。软骨基质钙化，呈强嗜碱性。④成骨区：钙化的软骨基质表面有骨组织形成，构成条索状的过渡型骨小梁。这是因为增生区和钙化区的软骨细胞呈纵行排列，细胞退化死亡后留下相互平行的纵向管状隧道。因此形成的过渡型骨小梁均呈条索状，在长骨的纵切面上，似钟乳石样悬挂在钙化区的底部。在钙化的软骨基质和过渡型骨小梁表面，都可见破骨细胞，这两种结构最终都会被吸收，从而骨髓腔向长骨两端扩展。

（4）次级骨化中心与骨骺形成：出生前后，在长骨两端骨骺中出现新的骨化中心，称次级骨化中心（secondary ossification center）或骺骨化中心。其变化基本上和初级骨化中心相类似，但骨化是从中央呈放射状向四周进行的，形成的骨小梁交织成网，构成了骨松质。供应次级骨化中心的动脉来自软骨之外，而不是软骨膜。次级骨化中心的出现时间因骨而异，大多在出生后数月或数年，少数发生于出生前，同一长骨两端的次级骨化中心的出现时间也有早晚之分。骨化中心的数目也因骨而异，通常为1个，但骨骺形状复杂者往往不只1个，如股骨近端先后出现3个次级骨化中心。

骨骺的次级骨化中心和骨干的初级骨化中心之间在相当一段时间内不相融合，两者之间有一片状软骨存在，称骺板（epiphyseal plate）或生长板。其软骨细胞不断增殖，致使骨干不断加长。成年之前，骺板始终具有从骨骺侧向骨干侧的软骨内成骨的四步基本变化，因此，骺板的发育直接关系到骨干的加长。到17~20岁，骺板软骨停止增生，不久便完全被骨小梁取代，骨骺与骨干愈合，此时长骨即停止增长。骨骺与骨干之间留有一道致密线，称骺线。仅关节面终生保留薄层透明软骨，即为关节软骨。

（5）骨单位的形成和改建：早期的骨干（骨领）由薄层原始骨松质构成，以后逐渐增厚，内部骨小梁增粗，骨质变密。到1岁左右，骨干内部开始有骨单位的发生。骨单位的形成必须具备以下3个条件：①具有管状隧道；②进入隧道的营养血管；③伴随血管进入的骨原细胞等。在骨干外表面出现许多被破骨细胞吸收形成的纵沟，沟内有来自骨外膜的血管以及骨祖细胞等。首先，骨祖细胞分化为成骨细胞，在沟沿上产生骨组织，使纵沟闭合成管，随后在纵沟内的成骨细胞自外向内逐层形成哈弗斯骨板，逐渐缩小的管腔即为中央管，内含血管、淋巴管、骨祖细胞等。最内层骨板表面的骨祖细胞构成骨内膜。骨干的外表面不断形成骨单位，而内面的原始骨密质则逐渐被吸收，从而使骨干不断加粗，骨髓腔逐渐增大。骨骼的增粗于 25~30 岁停止。当成年长骨不再增粗时，骨干的外、内表面分别形成永久性的外、内环骨板。但骨单位的更新却持续终生，这种更新一般是在内、外环骨板之间进行。新骨单位的形成先由破骨细胞侵蚀吸收骨质，造成骨吸收腔，再由成骨细胞成骨。破骨细胞所侵蚀吸收的往往是死骨，包括骨细胞营养不良而致死亡的哈弗斯骨板和无血管供应的间骨板。成人的骨单位形成需要 4~5 周，当骨单位接近形成时，骨形成的速率减慢。在人的一生中，通过破骨细胞和成骨细胞的作用，哈弗斯系统不断更新。更新中残留的一些不规则骨板，即为间骨板。骨的改建终生进行，只是速度越来越慢。

三、影响骨骼生长发育的因素

1. 激素

（1）生长激素（growth hormone, GH）：由腺垂体远侧部的生长激素细胞分泌，其释放受下丘脑的控制。正常人每天大约需要 5mg，在蛋白质、脂类和糖类代谢中起重要作用。多种不同刺激都可以引起健康人生长激素的分泌，这些刺激可能通过神经机制起作用，经下丘脑生长激素释放因子传递，对生长激素的垂体合成和释放进行调控。

生长激素对骨的作用，主要作用于骺板，刺激骺板软骨细胞的分裂、增生。成年前生长激素若分泌亢进，则骺板生长加速，长骨过长，导致巨人症；若生长激素分泌不足，则骺板生长缓慢以致肢体短小成为垂体性侏儒症；成人时期若生长激素分泌亢进，因此时骨骺已经愈合，骨不再加长，但其骨质特别是肢端可变粗变厚，即为肢端肥大症。生长激素对骨及软骨形成的作用都是一种间接效应，主要通过生长素介质（somatomedin）产生作用。生长素介质可以改变下丘脑生长激素释放因子（GHRF）位点的敏感性，以此调节下丘脑对各种时期刺激的反应。

（2）甲状腺激素（thyroid hormone, TH）：由甲状腺滤泡上皮细胞分泌，分为四碘甲腺原氨酸（T_4）和三碘甲腺原氨酸（T_3）两种。释放到血液中的激素以 T_4 为主，约占 90%；T_3 分泌量较少，但 T_3 活性比 T_4 强 5 倍。这两种激素在血浆中大部分结合到某些血浆蛋白质上进行运输。只有游离的甲状腺激素才具有活性，且游离的甲状腺激素只占甲状腺激素总量的 0.024%，其中游离 T_3 占其总量的 0.5%。甲状腺激素的合成和分泌受腺垂体分泌的促甲状腺素（TSH）

的控制。甲状腺激素的生理功能非常广泛,如 T_3、T_4 作用于机体的多种细胞,影响到机体的生长发育、组织分化、物质代谢,并涉及多种系统、器官的功能。其主要作用是促进机体的新陈代谢,提高神经兴奋性,促进生长发育。这些生理作用都是互相联系而复杂的,其中对骨骼的生长发育影响很大。甲状腺激素能影响骨的生长,而生长激素影响软骨的生长。

正常生理情况下,甲状腺激素能增加尿磷的排泄,使磷酸肌酸分解增加,而且 T_3 可以直接作用于肾,使肾小管重吸收磷减少,尿磷增加,并可促进蛋白质的合成。当甲状腺激素过多时,可引起钙磷代谢紊乱,发生负钙平衡、负氮平衡、骨骼脱钙,长期的失钙可出现骨质疏松;能促进蛋白质的分解代谢,增加尿钙的排泄。同时由于骨吸收增强,骨更新率加速,又加重了骨质疏松,甚至引起纤维囊性骨炎,发生继发性的甲状腺功能亢进,此时可发生严重的骨痛、骨畸形,甚至出现病理性骨折。

若胎儿和婴幼儿时期甲状腺功能低下,血液中的甲状腺激素缺乏,可引起严重的甲状腺性侏儒,出现身材矮小、脑发育障碍,即呆小症。甲状腺激素与骨生成和骨吸收有关,能促进骨化和骨的成熟,当儿童时期缺乏甲状腺激素时,表现为骨骺骨化推迟、骨骺发育不正常,称骨骺发育不全,是甲状腺功能减退的特殊表现。甲状腺激素与生长激素具有协同作用,甲状腺激素可促进垂体前叶分泌生长激素,当甲状腺激素缺乏时,生长激素也出现缺乏,引起生长停滞;反之,当生长激素缺乏时,甲状腺激素也不能发挥其生理作用。

(3)甲状旁腺激素(parathyroid hormone,PTH):由甲状旁腺细胞分泌,是一种肽类激素,主要作用于成骨细胞和破骨细胞,使骨盐溶解,并能促进肠及肾小管吸收钙,从而升高血钙。

甲状旁腺激素对骨的生长发育影响较为复杂,概括而言具有 3 个方面的作用:①直接促进成骨细胞的增殖和分化。近年发现,成骨细胞具有特异性 PTH 受体。成骨细胞膜上的 PTH 受体有两种,一种是以 cAMP 为第二信使,而另一种则以 Ca^{2+} 为第二信使。PTH 对成骨细胞的作用主要就是通过启动这两种信使产生效应的。②间接促进破骨细胞的活性,产生溶骨作用。破骨细胞膜上无 PTH 受体,PTH 对它的作用,要通过破骨细胞发生部分或全部形态上的改变,使骨吸收部位暴露出来,产生某种生物信号传递给局部的破骨细胞,导致破骨细胞前体对骨质识别、聚集和产生溶骨作用。研究发现,经 PTH 刺激,破骨细胞内的溶酶体水解酶类合成显著加速,溶酶体活性的增强是使骨吸收加速的基本因素。此外,破骨细胞加速消耗葡萄糖,引起乳酸和枸橼酸的堆积,且酸性代谢产物的堆积是造成骨吸收的重要条件,因为酸能使骨钙溶解增加,并能增高细胞酶类的活性。③直接增强软骨的合成。PTH还能在体内促进骨生长因子的释放,直接增强软骨的合成。体内给予PTH,尿中cAMP含量上升,磷含量上升。

(4)降钙素(calcitonin, CT):主要由甲状腺滤泡旁细胞(又称C细胞)分泌;甲状旁腺和胸腺也存在一些C细胞,也能分泌一些降钙素。降钙素对骨的作用是直接抑制骨的吸收过程,且这种作用较强,即使没有PTH和维生素D的存在,CT仍能发挥这种作用。降钙素对骨吸收的直接影响出现很快,在注射CT后15分钟即能观察到破骨细胞数目减少和活性降低。由于破骨细胞的作用机制被抑制,骨吸收减弱,而成骨过程增强,使骨组织释放入血的钙盐减少,血钙和血磷浓度降低。临床上根据CT抑制骨吸收,促进骨形成,改善骨质量的作用,用其治疗骨质疏松症、佩吉特病及各种骨炎等,收到较好疗效。

(5)性激素:性激素有雌激素(estrogen)和雄激素(androgen)两种。雌激素大部分由卵巢分泌,雄激素大部分由睾丸分泌(睾酮),少量的雌激素和雄激素可由肾上腺皮质分泌。在正常生理情况下,男性血清中存在雌激素,女性血清中存在雄激素。在人体生命过程中,这两种激素无论在男性体内还是在女性体内都有协同作用。儿童时期只分泌少量的性激素,但性激素却是青春期生长的基础,而且在青春期后仍能继续不断地影响骨骼的代谢。性激素能促进成骨细胞的合成代谢,促进骨的生长和成熟。雄激素对生长板有重要作用,这种作用与动物的种属、性别、年龄等有关。在个体内不同生长板对雌激素的反应可能不一样,一般来说,雌激素对骨的长度生长有抑制作用。卵巢切口引流会造成骨骺增宽、矿化减慢、封闭推迟,而超生理剂量的雌激素会加速生长板的衰老过程,造成生长过早停滞。雌激素对生长板的这一作用机制目前还不清楚。睾酮缺乏会延迟软骨细胞的成熟和干骺端的骨化,因而会造成发育阻滞。生理水平的睾酮会加速上述过程,但过量的睾酮使骨化增加的程度超过软骨细胞增殖和成熟的程度,也会造成生长阻滞。睾酮对生长板软骨细胞的作用机制尚未最后肯定。

对于骨骼生长发育,性激素不仅影响软骨内成骨,也影响膜内成骨。同时,雌激素还能抑制骨骼对甲状腺激素的反应。若成年前雌激素水平过低,则影响软骨内成骨和膜内成骨过程,具体表现为骺骨化中心出现迟缓,骨骺和骨干愈合以及骨缝闭合都受到影响。成年后若体内雌激素分泌过少还会导致妇女骨质疏松症的发生。

(6)糖皮质激素(glucocorticoid):由肾上腺皮质分泌,生理作用广泛,有对物质代谢的各种作用,如糖代谢、脂肪代谢、蛋白质代谢、水盐代谢等,还有对各种组织、各器官的作用。在对骨骼的作用过程中,使成骨细胞体内的 RNA 和蛋白质合成抑制,蛋白质分解代谢占优势,促进骨质分解,使新骨形成减少、生长减慢。糖皮质激素还有抗维生素 D 的作用,减少小肠对钙的吸收,抑制肾小管对钙的再吸收,使钙的排出量增多,造成骨质疏松。

(7)胰岛素(insulin,INS):由胰岛细胞中的 B 细胞(又称胰岛素细胞)分泌。胰岛素为由 51 个氨基酸组成的多肽,对三大物质代谢均有影响,但主要参与调节糖代谢。

胰岛素是软骨和骨生长的调节因子,具有直接或间接的刺激效应。胰岛素对软骨的直接作用可能是由生长介质介导的;研究发现,软骨组织细胞具有特异性的胰岛素受体,能刺激糖蛋白的合成;胰岛素能增加 I 型胶原的生物合成,而且还能加强碱性磷酸酶的活性,对成骨细胞有刺激效应。胰岛素对钙吸收和骨矿化可能起到间接作用,即由 $1,25(OH)_2\text{-}D_3$ 为介导,因为肾合成维生素 D_3 代谢产物时需要胰岛素参与。

2. **维生素** 维生素对骨的生长发育、新陈代谢起重要作用,其中维生素 A、维生素 C 和维生素 D 影响最为密切,当这些维生素缺乏时可引起骨的生长停滞、代谢紊乱等。

(1)维生素 A(Vit A):维生素 A 又称抗干眼维生素、抗感染维生素或视黄醇,是一族具有脂环的不饱和一元醇,包括维生素 A_1、维生素 A_2、维生素 A_3。维生素 A 是一种脂溶性的维生素,来源丰富,主要存在于动物的各个器官中,尤其以肝内最多;植物体中不含维生素 A,但许多水果和蔬菜中含有维生素 A 的前体 β- 胡萝卜素,后者可初步受肠黏膜的 15,15′- 双加氧酶作用,在 15-15′ 碳链断裂,理论上能生成 2 分子的视黄醇,故 β- 胡萝卜素又称维生素 A 原。凡是影响脂肪吸收的疾病,都可以引起维生素 A 缺乏,如脂性腹泻、胰腺疾病、肝脏疾病等。

维生素 A 对成骨细胞和破骨细胞的活性起协调平衡作用,以维持骨的正常生长和改建过程。当维生素 A 缺乏时,骨的生长缓慢,且生长与改建速度失调,导致骨畸形生长。如颅骨不能适应脑的发育、椎骨的椎孔不能扩大而影响脊髓的生长,以致造成中枢神经系统损伤。维生素 A 缺乏还会影响骺板软骨细胞的发育,若没有维生素 A,长骨的生长将迟缓,或不能连续生长成熟,骨骺就要变性,骨的软骨内生长停止,续塑形的作用也停止。高剂量的维生素 A 对动物机体也会产生严重不良反应。动物实验发现,大量维生素 A 有从软骨中释放出酸性多糖的作用,其原因是过量的维生素 A 可使胞质中的溶酶体放出内源性的蛋白水解酶,这种酶溶解了软骨基质中的集合体,是释放出酸性多糖的原因。大量维生素 A 可以使结缔组织基质中的硫酸软骨素含量降低,刺激破骨细胞的活性,降低成骨细胞的活性,使溶骨活动增强,骨的重吸收超过骨形成,导致骨变得极度脆弱,出现骨质疏松、手足搐搦及病理性骨折等。

（2）维生素 C（Vit C）：维生素 C 又称抗坏血酸,包括 L- 抗坏血酸和 L- 脱氢抗坏血酸两种,且这两种抗坏血酸在一定条件下可以相互转化。维生素 C 广泛存在于动植物界,在新鲜的蔬菜水果中含量极为丰富,在动物体内以肾上腺皮质、眼球晶状体和肝中较多。维生素 C 对组织代谢的作用主要是关系着细胞的氧化和呼吸,决定着细胞的生理功能和生命。

维生素 C 主要影响中胚层起源的组织,其中骨组织反应最为明显。维生素 C 能影响骨祖细胞的分裂增殖,并与成骨细胞合成胶原和有机基质的功能直接相关。维生素 C 是胶原合成过程中必需的维生素,所以维生素 C 缺乏造成的主要损害是不能产生正常的骨基质。当维生素 C 严重缺乏时可导致坏血病,此时对骨的影响为：①纤维结缔组织的基质和内皮细胞的黏着性下降,常常造成毛细血管出血,一般以骨外膜下出血最明显。②生长中长骨的干骺端出血,阻碍成骨细胞进入该处,钙化的软骨大量堆积,而且质脆易折；另一方面,由于骨原细胞分裂受阻、成骨细胞数量明显不足,干骺端骨小梁形成受阻。若坏血病不十分严重,可能形成少量不规则的骨小梁。骨小梁缺乏和钙化软骨质脆易折,大大削弱了骨骺与干骺端连接的牢固性,容易造成干、骺之间的骨折。③骨干的骨生成受阻,而破骨作用却继续进行,结果骨干变薄、疏松,易发骨干部骨折。骨折后由于缺乏类骨质形成,愈合极为缓慢。维生素 C 过多是否引起机体中毒,目前尚无可靠资料。

维生素 C 还能促进钙化,当维生素 C 缺乏时,不但影响钙化作用,同时磷的代谢也出现失调。血清中磷减少主要是受钙代谢的影响,同时也受磷酸酶活性降低的影响。所以当维生素 C 缺乏时影响骨胶原纤维的生成,骨质疏松脆弱易骨折,严重时可导致骨的生长停滞。

（3）维生素 D（Vit D）：维生素 D 是固醇类衍生物。人体内的维生素 D 主要由 7- 脱氢胆固醇经紫外线照射转变而来,称维生素 D_3,又称胆钙化醇。植物中的麦角醇可以转为维生素 D_2。对人体而言,维生素 D_2 和维生素 D_3 具有同样的生理作用,而且作用效力也相同。皮肤是人体唯一可以进行维生素 D_3 光化生物合成的器官。人体皮肤每天由 7- 脱氢胆固醇转变来的维生素 D_3 为 200~400U（1U=0.025μg）,只要充分接受阳光照射,就能满足生理需要。

维生素 D 能促进小肠对钙、磷的吸收,提高血钙和血磷的水平,有利于类骨质的钙化。维生素 D 严重缺乏时,在儿童可引起佝偻病,在成人则可能发生骨软化症。佝偻病和骨软化症的组织学特征,是软骨基质和类骨质都不能钙化。维生素 D 增加小肠对钙、磷吸收的作用机制,可能是改变肠道的 pH,有利于形成易吸收的酸性钙盐,但不能影响肠道分泌钙的量。

维生素 D 在骨的新陈代谢中,对钙化完整的骨中的钙有吸收的生理作用以满足新生骨的需要,以此来维持骨的正常结构,控制血和骨中钙平衡。维生素 D 是人体骨代谢中重要的钙调节激素之一,其作用主要有两个方面,一是使骨的吸收下降,二是增加骨量和改善骨质量。1, 25-(OH)$_2$-D$_3$ 是维生素 D 在体内的活性形式。研究发现,成骨细胞表面有 D$_3$ 受体,D$_3$ 可刺激成骨细胞分泌较多的骨钙蛋白,同时 D$_3$ 还可提高碱性磷酸酶的活性,从而对钙化起重要作用。

老年人由于日照少,皮肤对紫外线反应差,维生素 D$_3$ 生成减少,维生素 D 摄入不足,肾脏形成 1, 25-(OH)$_2$-D$_3$ 减少等原因,均可导致血清 25-(OH)-D$_3$ 和 1, 25-(OH)$_2$-D$_3$ 水平降低,造成肠吸收减少和血钙降低,刺激 PTH 分泌增加,从而加速骨吸收,导致骨质疏松。

(4)维生素 K(Vit K):维生素 K 又称抗出血维生素,是一族具有抗出血作用的酮类化合物,包括 K$_1$~K$_7$ 七种,其中 K$_1$、K$_2$ 是天然存在的,K$_3$~K$_7$ 为合成物质。天然存在的维生素 K 为脂溶性维生素,广泛存在于自然界中,如无头甘蓝、菠菜、白菜及番茄(西红柿)等蔬菜,以及瘦肉、猪肝、牛肝等动物性食品,因此维生素 K 的来源较为丰富。另外,许多细菌,包括某些正常的肠道菌,也能合成人体所需的维生素 K。

维生素 K 对骨骼系统生长发育的影响主要表现在对骨钙素合成的影响。骨钙素又称骨 γ- 羧谷氨酸包含蛋白(BGP),其确切功能尚不十分清楚,一般认为其功能与结构有密切关系,每一个骨钙素分子上有 3 个 γ-羧谷氨酸残基,因此它与钙离子和羟基磷灰石有强烈的亲和性,1mg 骨钙素能结合 17mg 羟基磷灰石,故对钙化过程有重要调节作用。实验证明,BGP 的生理功能是保持骨的正常矿化和抑制由于异常羟基磷灰石结晶、沉积所导致的生长软骨矿化加速的作用。此外,骨钙素在调节骨吸收方面有一定的作用,它对破骨细胞和单核细胞有趋化性,促使骨吸收细胞向骨迁移,在骨再造中起作用;它具有结合到羟基磷灰石表面的性质,这种性质依赖于 γ- 羧谷氨酸。

3. 骨发育的相关分子

(1)Osterix:骨形成是一个涉及从骨髓间充质干细胞向成骨细胞分化的复

杂发育过程。成骨细胞定向分化受到多步骤的分子控制、不同的转录因子和信号通路的调控,包括 Indian hedgehog、RUNX2(核心结合因子 $_{\alpha1}$)、Osterix(Osx 成骨因子)、Wnt 信号通路等。Osterix 是骨形成所必需的成骨细胞特异性转录因子,含 428 个氨基酸残基。Osterix 最早是在骨髓间充质干细胞被骨形态发生蛋白 -2 诱导向成骨细胞分化过程中发现的。Osterix 缺乏后完全缺乏骨发育,而软骨是正常的,这为研究骨的形成打开了一个全新的窗口。Osterix 抑制 Wnt 信号通路,参与骨形成的调控。骨形成过程中,Osterix 下游的靶目标包括 Satb2、维生素 D 受体、血管内皮生长因子、Dkk1、Sost。骨形成过程一系列信号转导分支的揭示,能为一些新的治疗药物的研发提供分子理论基础,以便于治疗骨缺失疾病(如骨质疏松症和骨坏死)。Osterix 是核心结合因子 $CBF\alpha1$ 的下游靶分子。

(2)成纤维细胞生长因子受体:成纤维细胞生长因子受体(FGFR)属于免疫球蛋白超家族成员,它们与其相应配体成纤维细胞生长因子(FGF)结合,在组织器官发育及损伤修复过程中发挥重要作用。FGFR 已发现 1~4 型,是肝素结合生长因子家族成员。FGFR3 含 806 个氨基酸残基,不同剪切体的分子量为 110~135kD,能在硫酸乙酰肝素蛋白多糖(HSPG)协同下,使自身络氨酸残基磷酸化,再经 SH2 域蛋白、磷脂酶 γ、Ras、蛋白激酶 MAPK/P13K 通路,产生生物学效应。FGFR3 缺乏、FGFR3 信号通路活性降低,可导致长骨钙化障碍、骨质减少、易骨折、骨钙素 / 骨桥蛋白表达水平下调等。

(3)生长激素 / 胰岛素样生长因子Ⅰ:软骨内成骨是人体生长、发育的重要方式。软骨内成骨异常会严重影响青少年的健康成长及中老年人的生活质量。生长激素 / 胰岛素样生长因子Ⅰ轴是软骨内成骨的中心轴。胰岛素样生长因子Ⅰ是软骨内成骨必需的生长因子,维持软骨细胞代谢、骨基质蛋白合成 / 分解的稳态,促进软骨细胞增殖肥大。但多种因素可使其发生变化,从而导致软骨内成骨异常。有人总结了软骨内成骨过程中影响胰岛素样生长因子Ⅰ的因素,包括生长激素(经生长激素受体 / 转录因子 STAT5,促进胰岛素样生长因子Ⅰ的表达)、糖皮质激素(能下调胰岛素样生长因子Ⅰ的表达)、白介素 -1/ 白介素 -1 受体、营养、雌激素(能通过生长激素 / 胰岛素样生长因子Ⅰ轴,上调胰岛素样生长因子Ⅰ的表达)、钾离子(低血钾能下调胰岛素样生长因子Ⅰ的表达)、维生素 D(促进胰岛素样生长因子Ⅰ的表达)、核因子 κB(促进胰岛素样生长因子Ⅰ的表达,使成骨细胞抗凋亡)等。

(4)微小 RNA:微小 RNA(miRNA)是一类非蛋白质编码调控小 RNA,长度约 22nt。miRNA 不编码蛋白质。目前正在研究 miRNA 调控单一组织的限制性转录,使一类组织编码一类转录因子,控制一类组织细胞增殖、分化、凋亡、个体生长发育。一些 miRNA 能对成骨分化过程产生正向、负向调控作用;如随着骨质疏松症的发展,miRNA-214 水平不断升高,而抑制产生 miRNA-214 后,症状改善。

(5)牙本质基质蛋白 1:牙本质基质蛋白 1(dentin matrix protein 1, DMP1)是骨和软骨发育过程中非常重要的蛋白之一,是非胶原蛋白,分子量 57kD,能促进结合 Ca^{2+} 形成骨钙质,在骨组织中高水平表达,其可能是介导骨和软骨形成的关键因子。随着研究的逐步深入,DMP1 被发现可能调控软骨发育;DMP1 基因突变可引发佝偻病。

(6)转化生长因子:有学者观察转化生长因子($TGF-\beta_1$)及转化生长因子受体 $T\beta R I / II$ 在软骨雏形中的表达,探讨其作用机制。应用半定量 RT-PCR,分析 3 种因子在 13~17 天全胚中的变化情况,通过免疫组化法观察 3 种因子在 13~17 天软骨雏形中的表达及该组织发育结构特点。结果显示,3 种因子在发育第 13~15 天表达呈递减趋势,第 16~17 天出现下降。免疫组化显示,$TGF-\beta_1$ 主要位于软骨雏形内的软骨骨祖细胞,$T\beta R I$、$T\beta R II$ 可位于软骨骨祖细胞内,也可位于其细胞膜及间质内。$TGF-\beta_1$、$T\beta R I$、$T\beta R II$ 在软骨雏形发育过程中可能起到调控作用,尤其是对组织器官形态的发生。骨的发育和再生中,血管生成与骨形成相关。

(7)缺氧诱导因子 -1α:缺氧诱导因子 -1α(HIF-1α)在骨发育中有关键作用。缺氧诱导表达缺氧诱导因子 -1α,是骨骼血管生成 - 骨形成偶联的重要驱动力。高水平缺氧诱导因子 -1α 能促进表达血管内皮生长因子(VEGF),再促进骨骼血管生成 - 骨形成,从而促进成骨细胞 - 血管龛的发育。成骨细胞 HIF-1α 信号系统介导的骨形成不是成骨细胞独立自主的活动,而是与骨骼血管生成所依赖的血管内皮生长因子信号系统相偶联的。

四、骨的生长

骨质形成以后,经过细胞的分化增殖,以及特化为各种骨骼,在应力的影响下骨骼逐渐扩大变形,以致骨骼完全成熟。从骨骼发育后到骨骼完全成熟称之为生长,也称骨的塑造(bone modeling)。塑造是在局部因素作用下能够改变生长模式或组织和器官的结构组成,从而在宏观上改变结构的外形。尽管塑造在胚胎期已经开始,但主要在出生后进行。在整个生长发育过程中,通过塑造对骨进行连续不断的再成形,但成熟后塑造停止。骨的塑造包括骨骼的纵向横向扩大以及变形。骨骼从生长到完全定型后不再有所改变时,骨的塑造也就完成。骨的塑造过程离不开骨的形成和吸收,但此时的骨形成和骨吸收不是偶联发生的,无论在空间和时间上彼此均无联系,骨吸收和骨形成在不同区域进行,活动也彼此无关,调节机制也各不相同。

骨的塑造经历着破骨细胞的吸收漂移过程(进行连续或波浪式的骨吸收)和成骨细胞的漂移过程(连续或波浪式产生新骨),从而不断建造着骨的表面。这两个过程构成了骨塑造活性的基本行为。骨的塑造主要改变的是骨膜和骨内膜。人体从婴幼儿到成年的生长发育过程中,骨的塑造主要是建立和保持骨的宏观外形。骨塑造时,有3组细胞活动:①纵行组:包括软骨内骨化过程和关节软骨,可建立骨的长度、关节几何形状及大小,骨骼发育成熟后即停止,不参加成年人因骨代谢疾病而出现的病理及解剖改变;②横行组:作用于骨组织的实际面,与骨纵轴垂直,基于软骨成骨过程的空间定向,决定于整个骨组织的转换率,可建立骨的横径及两骨端之间的整个骨量;③成纤维组:包括所有胶原活动,形成肌腱、韧带、筋膜,不参与成人骨代谢疾病的病理生理活动。在胎儿及幼儿,皮质骨虽不断从骨外膜沉积,但同时存在骨内膜的骨吸收,即成骨细胞合成基质与破骨细胞的溶骨吸收同时进行,因此皮质骨并不增厚。

在儿童及少年,骺板(生长板)纵向生长、生长停止乃至最后联合。在青年,骨内膜骨并非净吸收,也有相当骨内膜骨的添加,使皮质变厚,这个过程一直延续至30~40岁。此后有短暂的稳定阶段,即骨沉积和吸收维持相对平衡。再以后,由于骨内膜骨吸收增加,骨量逐渐丢失,髓腔增宽,而长骨外径并不减少,甚至有轻度增加。在哈弗斯系统再建过程中,新的骨单位形成与骨吸收不相平衡,皮质骨出现吸收腔隙,最后小梁骨特别是椎骨的骨量出现严重丢失。

在骨塑造过程中,主要通过软骨内骨化,骨沿纵轴生长,骨干的骨外膜不断有新骨形成,骨的周径不断增大。与此同时,在干骺端,新的骨小梁不断形成,直到骨骺联合为止。应力对骨的塑造产生重要影响。骨的生长、发育和萎缩与应力直接相关,如骨的大小、形状可以为应力所改变,骨小梁的排列、骨皮质的厚度、骨的长度都可因肌肉张力及载荷而改变。1884年,Wolff首先提出"功能适应"原则,即在功能需要的地方发生骨形成,而在功能不需要的地方发生骨吸收。后来研究发现,骨骼是按照作用于其上的外力不断进行着塑造过程,通过其自身的骨形成和骨吸收,保持内部应力的平衡,以适应外力的变化。

五、骨的重建

骨骼在塑造完成以后，并不是一成不变的，而是随着时间进行着骨内的代谢性或反应性的变化；通过不断地老骨移除和新骨替换，可以修复骨骼的老化退变，这种变化过程是微观的、隐匿进行的，不至于影响骨的机械性能，这种不改变外形的骨内变化称之为骨的重建或骨的再塑造。通过这种方式，可以在整个生命过程中保持骨骼的健康无损。一般认为，骨折愈合过程和骨的发生、生长塑造以及重建极为相似，故研究骨的发生、生长塑造及再建的过程，可作为模拟骨折愈合的全部过程来进行研究。

板层骨为人类提供了全部支撑物，而且它具有两种基本功能：①为机体提供物理支撑和机械运动；②所含无机物对维持内环境的稳定有重要作用。板层骨的形成完全是一种代替机制，即骨形成只有在刚完成吸收的部位进行。局部或血液循环中产生的前体细胞分化为一组新形成的破骨细胞，这些细胞以一个整体一起完成骨吸收作用。它们吸收骨的深度差别不大，并能决定下一个骨重建单位（bone remodeling unit，BRU）的位置、形状和大小。当完成任务后，破骨细胞消失，随后出现一个静止间隙期或称反转期，这一时期长短不同。在这一期间，被吸收的空间变平并形成黏合线，然后另一个协作的成骨细胞单位出现，它们来自不同前体细胞池，其作用是尽可能准确地填补刚刚被吸收的骨质并建立一个新的 BRU，这样骨的转换在几处进行，骨重建在这些部位持续 4~8 个月。因此把有一定寿命的一组特殊细胞群称 BRU。它们在这些部位完成一个骨重建过程，穿过皮质层或穿过骨小梁表面以进行骨重建，按照一定的顺序和预期的方式进行。即：①使前体细胞分化激活（活化）；②破骨细胞出现在某个地方吸收骨质（吸收）；③成骨细胞聚集在刚刚吸收了的骨表面形成新骨（形成）。每个 BRU 持续的时间大致相同，当以上 3 个过程结束时，以相同体积的新骨更新替代旧骨。这种替代可以清除任何微观损伤，并不断恢复骨细胞的数目。

"活化—吸收—形成"这个顺序是人和所有长寿命脊椎动物在整个生命过程中发生在骨外膜表面、哈弗斯系统表面、骨内膜表面和骨小梁表面的骨重建过程的特点。它可以周转骨但不会改变骨的宏观构造和骨的总量，这与骨的塑造过程存在本质上的区别。在人的生长过程中，骨重建混合着骨表面的漂移，这种缓慢的漂移在儿童时期与骨的塑造引起的骨的周转相适应，而在成人时期却与骨的重建引起的周转相适应。"活化—吸收—形成"可简单表达为

"A-R-F"。Parfitt 将一个 "A-R-F" 划分为 6 个不同阶段,详见表 1-2。

表 1-2　骨重建的不同阶段

阶段	状态	表面	骨中细胞	矿化	前沿 /%	持续时间 /d
I	静止	平滑	不明	–	80	480
II	吸收活跃	挖空	破骨细胞	–	1	6
III	吸收不活跃	挖空	不明	–	6	36
IV	生长层	类骨质	活跃成骨细胞	+	5	30
V	成熟层	类骨质	不活跃成骨细胞	+	6	36
VI	静止层	类骨质	不明	–	2	12

　　骨重建的生理过程同样包括骨的吸收和骨的形成两个方面。吸收骨的细胞为破骨细胞。在骨吸收过程中,固相矿物质变为可溶性的糖胺苷被消化,胶原纤维被分散开,大的胶原分子被分解成小肽。一般来说,脱钙骨容易被吸收。破骨细胞避免吸收类骨质只限于吸收过程的开始,一旦这一过程开始,破骨细胞通过的所有骨质都会被吸收而不管其矿化程度如何。

　　骨形成分为两个阶段,即基质的形成和矿化。这两个过程在时间和空间两方面都彼此分开,负责骨形成的细胞是成骨细胞。骨基质形成决定了新骨的体积,但决定不了骨密度。基质的形成涉及胶原、蛋白多糖和其他基质化合物的生物合成。矿化只会增加骨的密度而不改变骨的体积。在矿化过程中,固态的矿物盐置换了骨中的水分子。首先沉积的是磷酸三钙,然后再逐渐演变为羟基磷灰石结晶。矿化骨与类骨质之间的界限常模糊不清,中间有个宽约 3μm 的过渡带,称分界带。在软骨和编织骨钙化过程中,成软骨细胞和成骨细胞产生小的与膜结合的基质颗粒,这些颗粒又可以主动地积蓄钙和磷离子。在成人板层骨形成中还未证实有这些颗粒的存在,但它们及其残余物可能是分界带镜下的表现所在。

　　骨重建反映了骨面增减的全部过程,与骨的生长塑造过程不同。骨的塑造是在生长中骨骼适应于机械负荷的总体机制,而骨重建则是通过组织间隙沿骨体纵轴移除和修复骨面,是一种隐匿的运动类型。骨塑造和骨重建的根本差异是:骨重建是在骨的骨面上进行周期性的吸收及修复,而骨塑造是既有吸收又有形成且长期持续而没有间断的骨增长。两者之间的异同点详见表 1-3。

表1-3 骨塑造和骨重建异同点比较表

比较项目		骨塑造	骨重建
共同点		均有骨形成和骨吸收过程	
不同点	时间性	连续性	周期性
	骨吸收形成	非偶联	明显偶联
	范围	100%	约20%
	激活	不需要	需要
	沉积率	每天2~20单位	每天0.3~1.0单位
	平衡	静获得	静丢失或获得

（陈 华）

第三节 骨的代谢及调控机制

一、骨矿物质代谢

1. 钙

（1）钙的体内分布：钙是构成人体的重要元素之一，在人体内含量非常丰富，仅次于氧、碳、氢、氮而位居第5位，约占人体体重的2%。机体内大多数钙都储存在骨骼里，是骨矿物质重要的组成成分。骨钙量约占人体总钙量的99%，其余1%分布于软组织和细胞外液等。

尽管钙在各组织中的含量相对稳定，但钙并不是静止不动的。在人体各组织之间，无时无刻不在进行着钙的交换。骨组织与细胞外液时时进行着钙交换，新骨不断地形成，旧骨也不断地被吸收，这就是骨钙的新陈代谢过程。正常情况下，骨钙中约有99%是相对稳定的，称稳定钙，它以不溶性的骨矿盐形式存在，不能自由地参与钙代谢，主要通过骨的塑造和重建进行交流；约1%的骨钙是不稳定的，以可溶性状态存在于细胞内，可以自由地与细胞外液交换，称可溶性钙。软组织钙、细胞外液钙和可溶性钙合称不稳定钙。稳定钙和不稳定钙可以通过可溶性钙不断进行着钙的交换，旧骨中的不稳定钙不断进入血液和细胞外液，肠道吸收的钙又不断通过血液循环沉积在骨中。

（2）钙的生理作用：钙不仅是构成骨骼的重要矿物质元素，而且对机体内诸多细胞的功能有重要作用，是人体生长发育所必需的。钙主要以离子形式发挥作用。钙离子的正常浓度对维持细胞膜的完整性、肌肉的兴奋性及细胞的多种功能均产生极为重要的影响。

（3）人体钙的需要量：不同的年龄、性别和生理状态，对钙的需求量也各不相同。在生长发育期的儿童，应提供足够的钙保证骨骼的生长和发育，此时的钙平衡是正平衡；成年人对钙的需要是维持钙的平衡状态，即每天摄入的量与尿钙、粪钙及汗液丢失钙的总和近似相等；妊娠和哺乳的妇女，要提供足量的钙保证胎儿或婴儿的生长发育。

（4）钙的吸收：钙主要在酸度较大的小肠上段，特别是十二指肠，以主动和被动形式吸收。许多因素，如钙盐的溶解、食物中的钙磷比、肠道 pH、糖含量、脂肪和蛋白质含量、草酸及植酸含量，以及许多激素，如甲状旁腺激素、甲状腺激素、维生素 D 活性代谢产物、降钙素和肾上腺皮质激素等对肠钙的吸收均有影响。食物中的钙主要以化合物的形式存在，经消化过程变成离子形式的钙才能被肠道吸收，此吸收过程以主动转运过程为主。此外，肠钙的吸收还有被动弥散过程。

（5）尿钙：尿钙测定是研究钙代谢和检查各种骨代谢疾病常用的重要手段之一。临床上常以每 24 小时尿中的钙量（mg），或以每克尿肌酐中的钙量（mg）来表示，即钙/肌酐比值表示。然而这样测定尿钙排出量并没有考虑饮食钙对尿钙的影响，也没有考虑体重与尿钙的关系。因此，有人以 mg/（kg·d）来表示。也有人用空腹 2 小时尿钙的排出量来表示，这样就减少了饮食钙对尿钙的影响。在肾钙排泄的研究中，钙的排出与肾小球清除率的变化有关，因此也可用每 100ml 肾小球滤液中的钙排出量来表示。不同年龄、性别以及季节都会影响 24 小时的尿钙含量，凡是影响骨钙转运的因素均可影响尿钙排出量，如骨质疏松性骨折制动长期卧床或不活动，可引起大量骨钙释出，尿钙增加。尿钙是以多种形式存在的，其中 50% 是离子钙，其余以草酸钙、枸橼酸钙和硫酸钙的形式存在；测定尿中不同形式的钙，对了解体内钙的代谢过程有一定的价值。

（6）肾钙转运：肾是钙转运的重要器官之一。肾钙转运主要包括肾小球的滤过和肾小管的重吸收两个过程。肾小球滤液的钙浓度约为血浆钙的 60%，含离子钙和复合钙，不含蛋白结合钙。影响肾钙转运的主要因素有甲状旁腺激素、降钙素、维生素 D 及其活性代谢产物、生长激素、甲状腺激素、肾上腺类固醇激素、利尿剂等。

（7）血钙：血钙主要由三部分构成，即离子钙、蛋白质结合的钙和与小分子阴离子结合的钙。血液中只有离子钙才具有钙的生理功能，与蛋白结合的钙和小分子阴离子结合的钙无生理活性。正常情况下,血钙只在很狭窄的范围内波动,其正常值范围随测定方法的不同也稍有差别,一般为83~105mg/L。血钙正常波动范围之所以很窄,主要是由于血钙对维持人体多种生理功能极为重要,因此血钙有极为精细的调节机制以维持其动态平衡。从胃肠道吸收的钙进入血液循环,然后一部分进入骨形成骨盐,小部分在软组织内,另一部分经肾小球滤过从尿中排泄。正常人的净钙吸收和尿钙排泄值相当,为100~200mg。细胞外液的钙进入到骨和软组织,且以同样的比率返回到细胞外液。临床上常用钙平衡法研究钙的代谢。平衡法主要是同时测定摄入钙量和排泄钙量(包括粪钙和尿钙),从而计算机体每天收入(正平衡)或支出(负平衡)钙的量。根据钙平衡的状态可以预测骨质丢失的速率,对骨质疏松用药的治疗有一定价值。

　　人体内调节血钙和钙离子水平的三大器官是肠、骨和肾。许多调节钙代谢的激素也是通过这三大器官发挥作用的。血钙调节系统是一个互相联系、互相制约的整体。血钙调节主要发生在3个环节,即胃肠道的吸收和排泄、肾小球滤过和肾小管重吸收、骨的矿化和再吸收,任何一个环节都是不可缺少的。这3个环节之所以能够调节和维持血钙平衡,除本身的调节功能外,主要归功于3种钙调节激素的作用,即甲状旁腺激素、维生素 D 及其活性代谢产物和降钙素。

　　2. 磷

　　(1)磷的体内分布:磷在人体内的含量居第 6 位(即居氧、碳、氢、氮、钙之后),约为成人体重的1%。成年男子体内有 15~20mol 的磷,女性较少些。人体磷的80%~90%存在于骨无机物中,以羟基磷灰石的形式存在,其余10%~20%存在于软组织中。骨组织中所含的磷主要以无机磷的形式存在,即与钙构成骨盐成分。血浆(清)中既含有机磷,又含无机磷,二者之比约为2∶1。

　　(2)磷的生理作用:磷在生命活动的各个方面都起着重要作用,人体四大生物分子(蛋白质、核酸、多糖和类脂)几乎都含有磷。磷是核糖核酸和脱氧核糖核酸的构成元素之一,也是辅酶的主要成分,在生物体的遗传、代谢、生长、发育、能量供应等方面都是不可缺少的。磷也是生物体所有细胞的必需元素,是细胞维持膜的完整性及发挥细胞正常生理功能所必需的。

　　(3)人体磷的需要量:正常人每天磷的摄入量因人而异,摄入范围一般在500~2 000mg/d。食物中钙 / 磷比值为1时有利于吸收,比值过低影响钙的吸收,过高则影响磷的吸收。

（4）磷的吸收：食物中的磷是以无机磷和有机磷两种形式存在的，不论有机磷还是无机磷都可以被吸收。吸收场所为整个小肠，其中以十二指肠的吸收能力最强，其次为空肠和回肠，这是因为食物在这些部位停留的时间最长。消化酶的存在对肠磷的吸收也是十分必要的。磷的肠道吸收与钙相似，包括两个过程，即抗浓度的主动转运过程和顺浓度的被动弥散过程。肠磷吸收的方式由两个途径完成，一是细胞途径，即细胞调节的磷的主动转运过程；另一重要途径是细胞旁通道，即磷被动弥散途径。

（5）血磷平衡：血磷平衡主要是指进出血池各无机磷之间的平衡。进入血池的途径主要是肠磷吸收、骨矿物质吸收、软组织无机磷释放以及肾小管磷重吸收；出血池的途径主要是消化液分泌、骨矿化、无机磷与软组织结合和肾小球滤过。如果入量大于出量，则血磷升高；如果出量大于入量，则血磷降低。正常情况下，决定血磷平衡的最主要因素是肠磷吸收和肾磷转运。饮食后由于肠磷吸收，使血磷增高，则肾小球磷的滤过增加，重吸收减少，又使血磷逐渐下降。血磷增加时使肾小管磷重吸收减少的主要因素是甲状旁腺激素。

（6）磷与骨的关系：细胞外液中的无机磷是骨羟基磷灰石的主要成分，血浆和细胞外液的磷浓度是骨矿物质形成和吸收的决定因素。体内磷的 85% 存在于骨中，其主要作用是促进骨基质的合成和骨矿物质沉积。磷释放的同时，总伴随骨的破坏。研究发现，在降钙素和甲状旁腺激素的作用下，骨可以只释放磷而不释放钙入血。血浆无机磷的水平影响骨的吸收速率。维生素 D 对于维持血磷血钙的浓度相当重要。De Luca 发现，维生素 D 缺乏的大鼠，用泵注入法外源性地维持血磷血钙水平，仍能维持正常的骨生长和骨矿化作用。在低磷饮食下，$1,25\text{-}(OH)_2\text{-}D_3$ 作为溶骨因子而存在，血中 $1,25\text{-}(OH)_2\text{-}D_3$ 水平升高，骨的重吸收增加。维生素 D 对骨的生长和骨矿化的作用，很可能是靠维持血中钙磷水平而达到的。以低磷为特征的骨性疾病，可能是因为磷的下降刺激破骨细胞而促进骨的吸收，并使成骨细胞合成胶原的速率降低，限制了骨矿化的速率。因此，血磷的稳定是骨生长和矿化的必要条件。

磷摄入过多也会造成骨代谢的紊乱。因为细胞外液磷浓度的升高必然会使细胞内钙的浓度下降，钙进入血浆与磷形成不解离的钙 - 磷复合物，使钙降低，结果刺激甲状旁腺的活动，使甲状旁腺激素分泌增多，进而引起骨吸收增加，这是造成骨营养不良的原因。由此可见，高磷和低磷对骨基质的合成和矿化都是不利的。

磷在骨吸收的调节上起着重要作用。组织培养证实，减少培养液中的磷酸盐的浓度，会促进骨吸收；反之，增加磷酸盐的浓度，则抑制骨吸收。

3. **镁** 成人体内的镁含量为 21~28g,其中 60% 以上以磷酸盐的形式存在于骨骼和牙齿中,另外 35% 存在于骨骼肌中。细胞内的阳离子以 K^+ 为最多,Mg^{2+} 次之。镁是细胞内的阳离子,主要浓集于线粒体中,对很多酶系统,特别对于氧化磷酸化有关的酶系统的生物活性极为重要。镁是能量转运、贮存和利用的关键元素,因此镁在调节细胞的生长和维持膜结构方面有重要作用。细胞外液的镁虽然含量较细胞内液低,但与钙、钾协调,共同维持着神经肌肉的兴奋性。

人体镁的吸收主要发生在小肠,其吸收的机制有被动扩散和易化扩散两种,后者是饱和过程,对于镁的摄取量可能起调节作用。由于食物中镁含量差异较大,再加上人们的饮食习惯不同,因此人群中镁摄入量的差别很大。经粪便排出的镁占摄入量的 60%~70%,其余的除贮存在新生组织或随汗液或脱落的皮屑丢失外,大都随尿排出。许多因素都可能影响尿镁的排泄:钠、钙、乳糖、酸性代谢产物,以及抗利尿激素和醛固酮等均抑制尿镁的排泄;而磷、甲状旁腺激素、胰高血糖素、胰岛素等都促进尿镁的排泄。肾对于镁的排泄与保留是决定血镁稳定的关键因素。已经发现在低镁血症时,甲状旁腺激素的释放和终末器官对甲状旁腺激素的反应都下降。甲状旁腺激素的作用之一是动员骨盐,因此给正常动物注射甲状旁腺激素会影响血浆镁和尿镁的水平。

动物实验证实,镁对骨的生长是必需的,能够影响骨的代谢,尤其当对怀孕的大鼠进行低镁喂养时,鼠幼子的矿化骨减少,可能发生多种骨骼畸形,如胸椎骨增大、胸骨裂、腭裂、杵状指、融合指(趾)和多指(趾)等。人们早已发现胎盘有聚集镁的功能,哺乳也能影响镁的代谢,有哺乳过度的妇女发生低镁血症的报道。低镁摄入的妇女,其乳液中的镁含量也降低。

4. **微量元素** 人体是由多种元素组成的,几乎地球上自然存在的 90 多种元素在人体内都可以找到,而且含量与其在自然界中的丰度密切相关,如人体内必需金属元素的含量与其在海水中的含量成正比。人体元素中,碳、氢、氧、氮、钙、磷、镁、钠、钾、氯、硫等称富集元素(或宏量元素),占人体总量的 99.95%;铁、铜、锌、钴、锰、硒、碘、镍、氟、钼、钒、锡、锶等 41 种称微量元素,占人体总量的 0.05%。微量元素中有 14~15 种为必需微量元素,其余的为非必需或有害微量元素。

长期以来,对骨骼的研究总是着眼于体内的富集元素,特别是钙、磷及镁,因为正常人体内钙的总量达到 1kg 左右,磷的总量达到 400~500g,其中 99% 的钙及 85% 的磷存在于骨骼中,而镁的总量在骨骼中达 11g 左右。近年来,随着对微量元素研究的深入,微量元素和骨代谢的关系引起广泛重视。研究发现,骨骼中骨盐表面的离子成分在经常不断地与细胞外液中的各种离子成分自由地进行交换。在骨结晶的晶格表面除吸附许多富集元素之外，还吸附着许多微量元素，如锶、铁、镭、铅、氟等。进入人体内各种微量元素的离子也可以取代骨盐中的 Ca^{2+} 而沉着于骨盐结晶中，如 Sr^{2+}、Pb^{2+}、Ra^{2+} 等；具有放射性的微量元素（如 Ra^{2+}、Sr^{2+} 等）进入人体后，可以长期贮存于骨盐中，不易释出，对机体有长时间的放射损害。铅中毒时，虽然铅可以贮存于骨中以减少其在细胞外液中的浓度，但当骨质溶解时，它又可释放出来，从而导致慢性铅中毒。微量元素对骨骼的代谢产生各种影响，不仅涉及骨盐的代谢，而且还密切地联系着骨的有机基质的代谢，特别是胶原纤维的合成、加工和降解，并涉及骨形成和骨吸收的动态平衡。

二、骨基质蛋白代谢

1. **胶原蛋白**（collagen protein）　胶原蛋白是组成胶原纤维的主要成分。胶原蛋白分子与分子间共价交联形成稳定分子组成胶原微纤维。众多的胶原微纤维聚积形成胶原纤维，而胶原微纤维的分子单位是原胶原。

机体合成和释放胶原蛋白的细胞有成纤维细胞、软骨母细胞（合成软骨中的胶原蛋白）、成骨细胞（合成骨的胶原蛋白）、成釉细胞、齿质母细胞等。肾小球基底膜的胶原蛋白则由上皮或内皮细胞合成。

（1）胶原蛋白的结构特征与分布：胶原蛋白在沸水、稀酸或弱碱溶液中会变成可溶性明胶（gelatin），可被人体胃肠道消化。已经共价交联的胶原蛋白为硬蛋白，不易溶解；未经共价交联的原胶原（tropocollagen）则可溶解于中性溶液或稀酸溶液。

胶原纤维有很强的韧性，能承受很大的拉力。有实验研究发现，要拉断直径 1mm 的胶原纤维需要 10~40kg 的力。胶原纤维对维持结缔组织、骨骼及软骨的韧性起到重要的作用。组成胶原纤维的微纤维在不同组织中直径不同，如在肌腱中，其直径为 30~130nm，而在皮肤组织中则为 60nm。

原胶原是胶原微纤维的分子单位，是由细胞内合成的前胶原在细胞外经修饰后转变而成的。每个原胶原分子都是由 3 条 α- 肽链组成；3 条 α- 肽链互相拧成三联螺旋状构型的纤维状蛋白质，其组成与分布见表 1-4。

（2）骨胶原蛋白：骨基质的 90% 是由胶原组成。Ⅰ型胶原构成骨胶原，其他型胶原起源于与骨有关的组织，如Ⅴ型胶原与血管有关，Ⅵ型胶原与软骨有关并使软骨残基钙化，Ⅹ型、Ⅱ型胶原构成纤维胶原骨架的成分。骨Ⅰ型胶原在化学结构上与结缔组织的Ⅰ型胶原不同：首先，骨Ⅰ型胶原的交联部

表1-4 各型原胶原的组成与分布表

分型	肽链组成	每1 000个氨基酸残基中主要氨基酸残基的含量					体内分布
		甘氨酸	脯氨酸	羟脯氨酸	赖氨酸	羟赖氨酸	
Ⅰ	$[\alpha_1(Ⅰ)]_2\alpha_2$	330	129	96	30	4	骨、齿、韧带、肌腱
Ⅱ	$[\alpha_1(Ⅱ)]_3$	320	108	100	13	21	软骨
Ⅲ	$[\alpha_1(Ⅲ)]_3$	360	109	112	35	5	婴儿皮肤、心瓣膜、胃肠道、大血管壁、肉芽组织
Ⅳ	$[\alpha_1(Ⅳ)]_3$	325	60	163	5	42	基底膜、晶状体

位比结缔组织中Ⅰ型胶原的交联少,交联是经过 G 醛基赖氨酸被氢硼化钠还原后形成的结构;其次,骨Ⅰ型胶原前 N 端扩展肽被磷酸化,在其他结缔组织中未发现翻译修饰后的前胶原。胶原类型研究是一个十分活跃的领域,目前胶原类型与其功能的关系尚不清楚。骨表面扫描电镜显示相邻的胶原纤维相互连接组成复杂的网状结构,不同种系的骨胶原纤维直径变化很大,并且随年龄的增加而增加。

(3)骨胶原的合成与代谢:骨骼中的大部分基质成分是由成骨细胞合成的。骨基质中的胶原生物合成过程可分为两个阶段,即细胞内合成阶段与细胞外合成阶段。

细胞内合成阶段包括前胶原的合成、前 α- 肽链的羟化、前 α- 肽链的糖基化,以及前 α- 肽链交联键的形成、连接与前胶原的分泌等过程。具体步骤如下:胶原的每一种链都有各自的 DNA,通过 mRNA 的翻译,翻译的初始产物进入内质网,这是一个前 α- 肽链,在 N 端和 C 端都含有非胶原序列。然后,胶原多肽的脯氨酸及赖氨酸残基在内质网中各自羟基化酶的作用下羟基化,糖基转移酶使某些羟赖氨酸残基糖基化以形成半乳糖羟赖氨酸残基复合物。两条 α- 肽链的连接是以二硫键形式在 C- 末端胶原扩展肽开始,之后在内质网中不断进行羟化及葡萄糖基化,直到形成稳定的三螺旋分子。三螺旋形成后运送到高尔基体进行包装,然后分泌到细胞表面。

细胞外合成阶段包括前胶原转变为原胶原、原胶原聚合及共价交联等过程。原胶原分子小于前胶原,前胶原转变为原胶原无疑是通过蛋白酶的水解作用去除了附加肽段的结果。被释放到细胞外的前胶原分子,因 α- 肽链上含有前肽,不能自发地合成纤维,前肽必须在氨基端蛋白水解酶和羧基端蛋白水解酶的作用下被切除后,生成原胶原,才可以自发地合成纤维,这一过程是在细胞表面附近胞外体液中进行的。当前胶原分解而去掉其两端的附加肽段后，产生的原胶原在中性 pH 条件下即能自动聚合形成胶原微纤维。此种聚合主要依靠原胶原分子间各部分不同电荷相互吸引而致，因此会受到基质 pH 及其离子浓度的影响，所产生的胶原微纤维韧性也较差。未成熟的原胶原纤维必须被一系列共价键交联，以获得必要的张力强度。这有赖于在原胶原分子内或分子间形成共价键，从而使分子内 3 条 α- 肽链紧密交联，同时也使纤维中各个原胶原分子之间紧密交联，形成稳定结构。

（4）胶原的分解代谢：胶原的分解主要有两个方面，一是成熟胶原的分解，二是新合成胶原的分解，其中前者是胶原分解代谢的主要方面。

1）成熟胶原的分解：由于天然的胶原存在三联螺旋的稳定结构，不能被一般蛋白酶水解，体内胶原更新一般都很慢。这种从生物合成到分解代谢的时间取决于其所具有的半衰期（$t_{1/2}$）。在不同的情况下，$t_{1/2}$ 的差异很大。可溶于中性盐或弱酸的胶原分子，其 $t_{1/2}$ 仅为 2~3 小时；形成共价交联后的胶原纤维，其 $t_{1/2}$ 可长达数年之久。但有些情况例外：分娩后子宫的胶原很快就随着子宫的复旧而消失；骨骼的吸收伴随着其中的胶原而分解；病理情况局部胶原分解，如类风湿关节炎时关节软骨的损害等。

胶原分解有两种同时并存的分解方式，即分步骤分解和溶酶体分解。骨吸收时常以分步骤分解为主，同时伴有变性肽段被吞噬而在溶酶体内分解；当大量胶原分解时，则往往出现大块胶原纤维片段直接被细胞吞噬而分解的现象。

2）新合成胶原的分解：新合成的胶原并不一定全部转变成成熟的胶原，其中一部分在成熟前即分解。新生胶原分解也存在细胞内和细胞外过程，其确切机制尚不清楚。

2. **非胶原蛋白**（noncollagenous protein，NCP） 除了骨胶原蛋白以外，构成骨基质的还有非胶原蛋白成分。非胶原蛋白主要存在于骨基质中，约占骨基质有机成分的 10%，但在其他组织如肾中也广泛存在。非胶原蛋白包括一些细胞黏附性蛋白质 [如骨钙素（osteocalcin，OCN）、骨唾液蛋白（bone sialoprotein，BSP）、骨桥蛋白（osteopontin，OPN）、骨粘连蛋白（osteonectin，ON）等]、骨源性和外源性生长因子 [如骨形态发生蛋白（BPM）、转化生长因子（TGF-β）、胰岛素样生长因子（IGF）等]，以及胶原酶（collagenase）、组织蛋白酶（cathepsin）等蛋白酶类。

（1）骨钙素（osteocalcin，OCN）：又称骨 Gla 蛋白（bone Gla protein，BGP）或骨 γ- 羧谷氨酸包含蛋白（bone γ-carboxyglutamic acid-containing protein），

是从骨中分离出来的富含谷氨酸的蛋白质。OCN 由 49 个氨基酸残基组成,其结构已经用质谱仪确定。分子结构中 17 位、21 位和 24 位上有 3 个 γ- 羧谷氨酸的残基,在翻译后由依赖维生素 K 和二氧化碳的酶复合物催化合成,对骨钙素与羟基磷灰石结合起重要作用。23 位、29 位半胱氨酸形成一分子内二硫键,在钙离子存在条件下,骨钙素与羟基磷灰石结合时维持其构象。

骨钙素由成骨细胞合成,是成熟骨中含量最多的非胶原蛋白,占非胶原蛋白总量的 15%~20%,占骨总蛋白含量的 1%~2%。骨钙素普遍存在于所有脊椎动物的骨骼、牙质中,也存在于异位钙化及血浆。骨钙素是骨钙素基因转录和表达的产物。人的完整骨钙素可以用胰蛋白酶水解成 3 个片段,即 N 末端(1~19 氨基酸)、中段(20~43 氨基酸)和 C 末端(44~49 氨基酸)。

成骨细胞合成骨钙素,在骨外可探测其 mRNA。OCN 的合成受 $1,25(OH)_2$-D_3 的调节。骨钙素的产生依赖 3 种维生素:维生素 D[实际为 $1,25(OH)_2$-D_3]、维生素 K,通过羧化产生 Gla 残基;维生素 C 使脯氨酸转变为羟脯氨酸。骨钙素含 3 种内显因子,基因转录受 $1,25(OH)_2$-D_3 及在骨组织矿化作用的因子所调控。$1,25(OH)_2$-D_3 可使骨钙素 mRNA 至少增加 10 倍,而在矿化基质中可增加 200 倍。$1,25(OH)_2$-D_3 可刺激骨肉瘤细胞分泌骨钙素,PTH、降钙素及介质中钙浓度的改变则无此作用。

骨钙素与钙结合相对较弱,但对羟基磷灰石有高度亲和性(1mg 骨钙素可与 17mg 羟基磷灰石结合)。其结合力的大小决定于蛋白质中 Gla 的含量,当骨钙素脱羧化或维生素 K 缺乏时,这种结合即减少。OCN 能特异性地与骨的羟基磷灰石结晶结合,主要是通过侧链 Gla 残基与晶体表面的 Ca^{2+} 结合,这样有利于大结晶的形成,从而促进了骨组织矿物质沉积的正常钙化过程。OCN 可能与钙的体内平衡有关,包括 Ca^{2+} 的代谢转运、沉积和排泄等。它能控制骨组织 Ca^{2+} 的进出,影响肾小管对 Ca^{2+} 的重吸收,故可视为调节钙的"缓冲池"。骨钙素还可募集破骨细胞或其前体至骨表面。

成人血浆骨钙素平均为 $5\mu g/L$。血浆骨钙素是在新的成骨细胞中合成并随后释放入血的。血浆中骨钙素转化相当快,细胞内新的骨钙素合成和血浆骨钙素完全转化所间隔的时间仅为 3 小时。大部分血浆骨钙素经肾小球滤过而被清除,半衰期为 4~5 分钟。血浆骨钙素可作为成骨活性的一项敏感及特异性标志物。

对绝经后及老年性骨质疏松症患者骨代谢方面的研究发现,血浆骨钙素均随年龄而增高,并以骨量减少或伴有骨折的 40~49 岁以上妇女升高更为明显,无性别差异。这表明绝经后骨质疏松症患者骨转化率增加。大多数证据显示，血浆骨钙素产生于成骨细胞，并反映骨的形成情况。在绝经后骨质疏松症患者的骨组织形态学检查中发现，血浆骨钙素与相对类骨质、相对类骨质表面、四环素标记表面等与骨形成有关的参数之间呈正相关，而与吸收表面无相关关系。血浆骨钙素在类骨质明显增高组较高，在类骨质减少组降低，因而可以根据血浆骨钙素含量推测绝经后骨质疏松症患者的骨组织学表现。

（2）骨唾液蛋白（bone sialoprotein, BSP）：BSP 是从矿化骨基质中提取并由成骨细胞合成的酸性糖蛋白，为一种高度糖基化的酸性糖蛋白，约占骨基质非胶原蛋白总量的 15%，糖基化率达 50%，其蛋白质部分相对分子质量约为 33×10^3，含 317 个氨基酸的肽链。BSP 在分泌前，先在细胞内经过大量翻译，主要为糖基化修饰。分子构型中包含精氨酸 - 甘氨酸 - 天门冬氨酸（arginine-glycine-aspartic, RGD）三肽序列（即 RGD 序列），可通过介导整合素（integrin）$\alpha_2\beta_3$ 起黏附作用，存在于分化的成骨细胞及矿化的骨组织中。BSP 在新骨形成及最初钙化的骨组织中出现，在 Ca^{2+}、PO_4^{3-} 的生理浓度下可作为晶核促进 HAP 结晶的形成。

维生素 D_3 对 BSP 有抑制作用，PTH 则使培养的胚胎成骨细胞的 BSP mRNA 水平提高 2~4 倍，糖皮质激素则能显著提高 BSP 的表达。

（3）骨桥蛋白（osteopontin, OPN）：OPN 是主要的骨基质非胶原蛋白，相对分子质量为 33×10^3，是最初从骨中分离出来的富含骨唾液酸磷酸化的糖蛋白，主要含甘氨酸 - 精氨酸 - 天门冬氨酸 - 丝氨酸序列。它的基因位于人类第 4 号染色体上，经转录后形成 1.8kb 的 mRNA 片段。蛋白及 cDNA 序列分析表明，天冬氨酸区可促进骨粘连素与羟基磷灰石及 RGD 序列的结合。在体外实验的多种细胞中，骨桥蛋白可调整成骨细胞及破骨细胞黏附。虽然骨桥蛋白是从骨组织中分离出来的，但免疫化学证明，它不仅由成骨细胞产生，而且成牙质细胞、软骨细胞、骨髓瘤、神经组织及肾都能分泌。

OPN 由成骨细胞或破骨细胞产生，1, 25-$(OH)_2$-D_3 能增加其产量，在骨形成、骨吸收及重建中起重要作用，能促进或调节破骨细胞黏附、附着及扩散至骨表面。在破骨细胞中存在完整骨桥蛋白的 mRNA，揭示破骨细胞有能力合成支持自身黏附的蛋白，而不依赖于矿化基质中的蛋白。在牙骨质线也发现了丰富的骨桥蛋白。骨组织学及生化研究表明，骨桥蛋白的产生是双向的，在某些动物早期骨发生阶段明显升高，出现最多的是在矿化前期和矿化期间。

（4）骨形态发生蛋白（BPM）：又称成骨蛋白（OP）、骨诱导蛋白，是从脱钙骨基质中提取到的一种酸性复合蛋白。

20 世纪 60 年代，Urist 将动物脱钙的骨质种植于动物的肌肉组织内，3 周后做组织切片发现，在种植部位有大量的软骨组织及骨组织形成。该实验结果提示，在骨基质中可能含有一种活性蛋白质，这种活性蛋白质具有使未分化的间充质细胞定向分化为成骨细胞，并形成骨组织的能力。1988 年，Wang 等从牛骨脱钙骨基质中分离纯化了骨形态发生蛋白，进一步降解，得到了相对分子质量分别为 30×10^3、18×10^3 和 16×10^3 的 3 种蛋白质，通过探针技术筛选出了 4 种蛋白质：BMP-1、BMP-2A、BMP-2B 和 BMP-3。此后，一些研究者又分离出了 BMP-4、BMP-5、BMP-6 和 BMP-7。

BMP 可与羟基磷灰石结合，可与骨基质中的胶原结合，可耐受较高温度（55~75℃）而不失活，能溶于中性盐溶液（pH 7.2），可被酸性酒精降解，对胰蛋白酶和糜蛋白酶不稳定，冷冻和冻干可明显保存其活性。

诱导成骨是骨形态发生蛋白和其他成骨因子共同作用的结果。骨形态发生蛋白能促进其他成骨因子在诱导成骨中的表达，加上其自身促进成骨细胞及成软骨细胞的分化而诱导成骨。大多数学者认为，骨形态发生蛋白诱导成骨的机制是诱导未分化的间充质细胞分化为成软骨细胞及成骨细胞，通过钙盐沉积形成新骨。

（5）骨粘连蛋白（osteonectin, ON）：是一种磷酸化糖蛋白，约占骨非胶原蛋白总量的 25%，相对分子质量为 32×10^3，是 1982 年 Termine 从脱钙的胎牛骨中分离出的非胶原蛋白，又称骨粘连素。骨粘连蛋白主要存在于骨骼，在基底膜、内皮细胞中也有分布，但在骨组织中的浓度是其他组织中的 500~1 000 倍。在骨组织中，基质中的浓度又高于骨细胞，主要聚集于钙化的骨小梁。有研究表明，骨粘连蛋白基因可产生一种突触连接糖原蛋白和一种中枢视网膜蛋白，它们的羟基末端与骨粘连蛋白分子的 C 末端的 3/4 片段相似。骨粘连蛋白贮存在所有的钙化骨组织中，在组织形态发生及改建过程中含量发生波动。

骨粘连蛋白含有机酸和唾液酸，此二物与 Ca^{2+} 有很高的亲和力，所以骨粘连蛋白对胶原钙化有促进作用。骨粘连蛋白可作为不溶性胶原钙化的无机盐核成分。用免疫荧光证实，骨粘连蛋白仅出现在新形成的骨中，而不出现在周围的成熟骨质中。

骨粘连蛋白在钙化中的作用尚不清楚。骨的形成和生长与骨粘连蛋白含量有密切关系。在骨骼的各个发育阶段，大部分非胶原蛋白常随着个体年龄的增长而升高或降低，而非胶原蛋白中含量丰富的骨粘连蛋白则始终维持在较高水平。

（6）碱性磷酸酶（alkaline phosphatase, ALP）：ALP 是参与骨代谢的重要蛋白质，在发育中的骨组织内存在丰富的 ALP，且儿童的 ALP 高于成人。ALP 是一组非特异的磷酸酯酶，最适 pH 都在 10.0 左右，需要 Mg^{2+} 和 Zn^{2+} 作为稳定剂和激活剂；它被 Ca^{2+} 和无机磷酸盐抑制，其活性代表了多种同工酶活性的总和。

骨碱性磷酸酶主要由成骨细胞产生，半衰期为 12 天，是一种膜结合金属酶，为一组至少由 4 个基因位点编码的同工酶。虽然用四环素标记骨，测定成骨速率时发现成骨速率与骨 ALP 含量无相关性，但血中 ALP 含量的变化仍可大致反映骨代谢变化程度。骨 ALP 较总 ALP 能更好地反映成骨细胞的活性，在生理或病理状态下都能更正确地反映骨代谢状况。由于在小肠、恶性肿瘤、肝胆管、肾、血细胞和成骨细胞中均有 ALP 的多种同工酶存在，故在一定程度上会干扰碱性磷酸酶的测定。

骨 ALP 是成骨细胞系的标志物，在矿化过程中起重要作用。它是几种显性基因的产物，其基因定位在 1 号染色体，基因的启动因子被激活后可产生持续的低活性，然后在特殊组织中产生高活性。在骨基质中已经分离出了含碱性磷酸酶活性的钙结合蛋白。目前尚不清楚 ALP 参与基质的矿化机制，可能是通过增加局部磷酸根离子的浓度，或通过接触对矿化的抑制，或通过一种离子的运载体而起作用。

（7）转化生长因子 -β（transforming growth factor β, TGF-β）：TGF-β 是一种多功能生长因子，由两个相对分子质量相同（12.5×10^3）的亚基通过二硫键联结而成的二聚体，属蛋白多肽，广泛存在于动物正常组织细胞以及转化细胞中，以骨组织和血小板中含量最丰富。目前已鉴定出 5 种亚型，即同质二聚体的 TGF-β_1、TGF-β_2 和 TGF-β_3，异质二聚体的 TGF-$\beta_{1,2}$、TGF-$\beta_{2,3}$，其氨基酸序列有 70%~80% 的同源性，都已从牛骨基质中提取成功。

哺乳类动物的 TGF 可分为 3 型：β_1、β_2、β_3，其中 β_1 是主要的功能因子。TGF-β 可由成骨细胞产生并以自分泌的形式对成骨细胞的复制和基质的合成起着双向调节作用。

TGF-β 的表达存在着自身反馈作用，其具体种类的表达还受已被表达的异型的控制。新合成的无活性的 TGF-β 以潜在的 TGF-β 结合蛋白（LTBP）的形式从细胞中释放并贮存于骨基质中，当血浆酶活性系统的平衡失调时，即从复合物中解离，并在破骨细胞酸性循环环境中被激活，发挥它们的生物学效应。

TGF-β 可刺激骨膜间充质细胞增殖、分化，促进成骨及成软骨细胞增生，诱导膜内成骨及软骨内成骨过程。

在分离的骨细胞培养中，TGF-β 可提高Ⅰ型胶原和基质的合成；在胎鼠骨细胞中加入 TGF-β 可提高前胶原蛋白 mRNA 的稳定性和促进胶原多肽在细胞基质中的沉积。TGF-β 还能诱导其他的骨基质大分子，包括骨桥蛋白和骨粘连蛋白的合成，但却抑制骨钙素的合成。

在器官培养基中，TGF-β 对骨吸收也有促进和抑制的双向作用。在鼠骨髓培养基中，低浓度的 TGF-β 能促进破骨细胞的繁殖，但在高浓度时则抑制其生成。

TGF-β 对骨组织修复与骨重建有一定的调节作用。研究发现，骨折 24 小时内，血肿内可见细胞外 TGF-β 存在。在骨折炎性期及软骨痂形成期，骨折线附近的膜内化骨区大量成骨细胞增生，且其中可见 TGF-β。免疫组化观察发现，在具有有丝分裂特征的细胞以及快速分化的细胞外基质中，都可见深染的 TGF-β。随着骨痂的成熟，TGF-β 逐渐消失。在软骨痂区，TGF-β 的 mRNA 含量在骨折后第 13 天达到高峰；而在硬骨痂区则在第 5 天出现高峰，且于第 15 天再度出现高峰。体外器官培养观察发现，伤后第 13 天 TGF-β 可刺激Ⅰ型胶原和骨连接素的合成，但抑制Ⅱ型胶原和蛋白聚糖的基因表达。

（8）胰岛素样生长因子（insulin-like growth factor, IGF）：IGF 是一类既具有促进细胞分化和增殖活性，又具有胰岛素样作用的多肽，在化学结构上类似于胰岛素原，主要包括 IGF-Ⅰ 和 IGF-Ⅱ 两类。它们分别为拥有 70 个和 67 个氨基酸的单链多肽，这两个单链肽包括 A 区（与胰岛素原 α 链同源）、B 区（与胰岛素原 β 链同源）、C 区（连接肽）和 D 区（C 末端），由 3 个二硫键交叉连接而成。IGF-Ⅰ 和 IGF-Ⅱ 有 62% 的同源性，其主要差异在 C 区。IGF 的 B 区功能区 N 末端前 16 个氨基酸是与载体蛋白结合的关键部位。IGF-Ⅰ 与胰岛素原 60% 同源，IGF-Ⅱ 与胰岛素原 42% 同源。

骨细胞能够产生 IGF，骨基质又是 IGF 丰富的储藏库，所以 IGF 被认为是调节骨的细胞功能的极其重要的局部因子之一。IGF-Ⅰ 可由成骨细胞产生并以自分泌的方式刺激成骨细胞增殖和基质合成。在人骨骼细胞单层培养中，IGF-Ⅰ 以剂量依赖方式刺激细胞增殖。无血清培养的鸡胚颅骨细胞中也有这种剂量效应。在鼠胚颅骨培养中，IGF-Ⅰ 刺激胶原和 DNA 的合成。目前已经明确，IGF-Ⅰ 既作用于成骨细胞的分化功能，刺激胶原合成，又作用于成骨细胞的前体细胞，刺激成骨细胞形成，最终促进骨基质的形成。IGF-Ⅰ 对成骨细胞的增殖及基质形成的影响是独立进行的而不依赖于其他因素。

研究发现，骨质疏松症患者血浆中 IGF-Ⅰ 水平与成骨细胞面、矿化骨面和骨形成率存在密切正相关,而 IGF-Ⅱ不但刺激成骨细胞的增殖,还刺激胶原的合成,从而促进骨形成。

（9）胶原蛋白（collagen）：属于基质金属蛋白酶（MMP）中的一种,包括间质胶原酶（MMP-1）和中性粒细胞胶原酶（MMP-8）。胶原酶最早于梭状芽孢杆菌属中发现,能在中性环境下专一分解天然间质胶原。MMP-1 主要降解骨基质中Ⅰ型、Ⅱ型、Ⅲ型胶原。体内外实验表明,至少由 4 类物质——纤溶酶、胰蛋白酶等限制性内切酶,KSCN、SDS、KI、Chaotropic 等化学试剂,谷胱甘肽等巯基转换物,过氧化物酶等氧化物——可激活胶原酶原。体内血清和组织中具有胶原酶活性抑制剂,如 α_2 巨球蛋白、β_1 血清蛋白、α_1 抗胰蛋白酶等。影响胶原酶活性的因素有物理因素、化学物质和药物、细胞因子、激素、抑制剂的反馈激活等。

（10）组织蛋白酶（cathepsin）：组织蛋白酶是真核细胞溶酶体中一类半胱氨酸蛋白酶,彼此之间有许多共同属性,并且具有 30%~50% 的同源性。组织蛋白酶 L、组织蛋白酶 B 和组织蛋白酶 H 是其中的代表,并且这 3 型酶在几乎所有组织细胞中含量都较高。

破骨细胞溶酶体半胱氨酸蛋白酶（CP）中的组织蛋白酶在酸性条件下可作用于骨胶原蛋白分子内的交联部位的调聚肽段,使胶原解聚、变性、降解,同时还参与骨基质其他蛋白成分的降解。研究证实,破骨细胞组织蛋白酶 L、B 直接参与骨质降解,组织蛋白酶 D 可能通过激活胶原酶间接参与骨吸收。CP 特异性抑制剂可完全抑制骨吸收。因此,组织蛋白酶是骨吸收的重要蛋白分解酶。

三、骨代谢调节

骨组织是一个代谢旺盛的器官,一方面破骨细胞吸收已经形成的骨,另一方面成骨细胞又形成新生骨,骨的新生和改建活动持续不断地进行,使旧骨为新骨所取代,以维持骨的形态、骨量和骨的整体强度。骨量取决于破骨细胞的骨吸收和成骨细胞的骨形成功能的总和。患有骨质疏松症时,破骨细胞慢性骨吸收量大于成骨细胞骨形成量,其结果是整体骨量处于减少状态。

骨重建和钙代谢过程受诸多因素影响,其中甲状旁腺激素（PTH）、维生素 D 活性代谢产物、降钙素（CT）是最为重要的三大调节激素。PTH 促进骨吸收,CT 抑制骨吸收,而维生素 D 活性代谢产物具有双向调节作用。它们之间的相互协调,维持着血钙的平衡,保证骨代谢的正常进行。当这一平衡受到破坏或分泌发生紊乱时就会引起代谢性骨病。其他激素对骨形成和骨吸收也有影响,如甲状腺激素可直接刺激骨吸收,雌激素可抑制骨吸收,体内糖皮质激素过多时可促进骨吸收,前列腺素对病理性骨吸收有促进作用等。此外,一些局部因子对骨吸收和骨形成也有调节作用。

1. **甲状旁腺激素(PTH)**　PTH 由甲状旁腺的主细胞分泌,是动物体内最重要的调节激素,也是一种单链多肽。人、牛、猪、鼠的 PTH 均由 84 个氨基酸组成,相对分子质量为 9.5×10^3。PTH 氨基端的 1~34 氨基酸片段即具有 PTH 分子的全部生物活性,这种分泌型 PTH 被贮存于分泌颗粒内,当机体需要时,即经细胞作用释放入血液循环中。

甲状旁腺激素是体内最重要的钙调节激素,通过骨、肾和小肠 3 个主要靶器官调节血钙平衡,可能直接或间接地影响钙离子在细胞内外及细胞器与胞质之间的流动,从而发挥钙在各种细胞功能和代谢活动中的重要作用。PTH 对骨代谢的调节作用主要是促进骨吸收,这一作用又是 PTH 对不同的骨细胞(主要是对破骨细胞)作用的结果。

破骨细胞、骨细胞和成骨细胞均参与骨的钙磷代谢。PTH 对破骨细胞作用显著,对骨细胞作用不明显;成骨细胞对 PTH 有一定反应。PTH 可直接作用于破骨细胞增加骨吸收,刺激骨盐和基质释放,如磷酸钙和羟脯氨酸进入组织液。PTH 促进骨吸收需要有微量的维生素 D 参与。PTH 促进骨吸收,通过两个作用实现:①促进骨组织中未分化的前破骨细胞分化、增殖;同时使破骨细胞的活性也增加,抑制成骨细胞的活性。②通过钙的作用调节骨组织的钙,即 PTH 对骨的二时相(快反应与慢反应时相)作用使钙向细胞外流动。PTH 对骨的作用与细胞内钙和 cAMP 浓度有重要关系。一方面,PTH 作为第一信使使钙从细胞质通过细胞膜到达细胞外液,直接促进钙的外流;另一方面,PTH 作用于靶细胞上,使腺苷酸环化酶激活,ATP 转化为 cAMP,而 cAMP 作为第二信使使破骨细胞活性增加,促使钙从线粒体转运到细胞质。PTH 对各种骨细胞的共同作用是促使钙离子从细胞外液进入及从线粒体释出,因而使细胞质钙离子浓度升高,而细胞质钙离子浓度升高在不同骨细胞中产生不同的生理效应。

破骨细胞无甲状旁腺激素受体。甲状旁腺激素对破骨细胞的影响,现趋向于间接活化学说。甲状旁腺激素可能促进释放骨细胞激活因子以阻断抑制因子释放,或改变衬里细胞的形态使骨基质易于接近破骨细胞。有学者指出,甲状旁腺激素使成骨细胞膜的高特异亲和力受体与之结合,激活腺苷酸环化酶以产生大量的 cAMP。这使成骨细胞部分或全部发生形态学改变,使骨吸收部分暴露,并产生某种信号给局部破骨细胞,导致破骨细胞前体对骨质的识别、聚集和溶骨作用。不增加骨吸收剂量的甲状旁腺激素可以增加骨细胞分化并促进骨形成,这表明甲状旁腺激素有促进钙离子内流的作用。

甲状旁腺激素的骨吸收作用可以被雌激素抑制,绝经后妇女对甲状旁腺激素的骨吸收作用更为敏感,老年妇女由于雌激素分泌减少,$1,25-(OH)_2-D_3$形成降低,肠钙吸收也减少,因此骨质疏松症患者易有轻度甲状旁腺激素的升高。

2. **降钙素(CT)** 甲状腺滤泡旁细胞(又称 C 细胞)是人体产生降钙素的主要部位;甲状旁腺和胸腺也有分泌,这些组织也有降钙素活性。降钙素是一种直链肽,于 1968 年首次从猪甲状腺中分离得到。人、猪、牛、羊、大鼠、鲑鱼的降钙素均含有 32 个氨基酸残基,其中有 9 个氨基酸(1~7、9、28)是相同的,而且在 1 号位和 7 号位的半胱氨酸残基之间有一个二硫键。目前,人降钙素和牛及鲑鱼降钙素能进行人工合成。

鲑鱼降钙素在鼠体内的活性是哺乳动物降钙素活性的 30~50 倍,而在人体内的活性却可能比哺乳动物降钙素高 100~200 倍。所有哺乳动物降钙素的生物活性大致相同。降钙素的分泌受血钙浓度的直接调节,此外,还受到其他一些因素的影响,其靶器官是骨和肾。

降钙素对骨代谢的主要作用是抑制骨吸收,这一作用主要是通过抑制骨吸收的破骨细胞的数量和活性而实现的。生理水平的降钙素在体内对破骨细胞的活动起调节作用,可以抑制破骨细胞的活性。药理剂量的降钙素几乎完全抑制破骨细胞的骨吸收。在给予降钙素后 15 分钟,即可发生破骨细胞皱褶缘(吸收面)丧失。降钙素这种抑制骨吸收的作用在整体动物和离体骨培养的实验中都得到证实,而且这种作用不依赖于 PTH 和维生素 D 的存在。

降钙素还可以使肾对钙、磷、镁、钠、钾的重吸收一过性减少,促进 $1,25-(OH)_2-D_3$ 的合成。破骨细胞与降钙素一起培养 40 分钟,破骨细胞伪足呈现静止状态。当降钙素浓度为 50pg/ml 时,所有伪足都呈静止状态,破骨细胞的皱褶边缘收缩和变平。进一步的研究证实,降钙素对伪足的抑制作用是通过破骨细胞上敏感的降钙素受体调节的。降钙素对成骨细胞也有直接影响。降钙素对破骨细胞合成代谢的影响可能在维持骨形成率上,可增加大鼠和兔子皮质骨的生长,也可间接地增加细胞繁殖。实验还证实,降钙素可增加骨密度,尤其是松质骨量。由此可见,降钙素也是维持骨代谢稳定性的主要激素之一。

3. **维生素 D 活性代谢产物** $1,25-(OH)_2-D_3$ 是维生素 D 的活性代谢产物,其受体不仅存在于骨、小肠、肾等经典的靶组织,而且还存在于身体的各种组织和细胞中,生理功能十分广泛。它不仅能调节钙代谢,维持正常脑功能,改善肌肉强度,调节胶原的生成,促进软骨蛋白聚糖的合成,而且对内分泌系统、免疫系统有重要的调节作用。

在正常骨中主要是 25-(OH)-D_3 及其代谢产物,占总量的 50% 以上(这种激素本身只占总量的 35% 以下)。骨中有两种蛋白质可以特异地与 25-(OH)-D_3 结合。用氚-25-(OH)-D_3 对鼠骨做放射自显影,结果证实,放射性 25-(OH)-D_3 在生长板肥大软骨细胞、骨骺基质、类骨质成骨细胞和干骺端、骨针的骨细胞中都有掺入。用放射性标记的胆钙化醇进行研究证明,1,25-(OH)$_2$-D_3 分布于细胞核中,25-(OH)-D_3 分布于细胞质中,而破骨细胞中没有发现胆钙化醇的代谢产物。

维生素 D 对骨代谢的调节作用主要体现在:

(1)维生素 D 与骨吸收:1,25-(OH)$_2$-D_3 和 25-(OH)-D_3 都参与骨吸收。维生素 D 与 PTH 协同作用能促进破骨细胞的溶骨作用,并促进肠钙吸收,使血钙增加,但维生素 D 和 PTH 在促进骨吸收方面的相互作用机制不完全清楚。

1,25-(OH)$_2$-D_3 和 25-(OH)-D_3 都可使破骨细胞的活性和数量增加,并增加破骨细胞酸性磷酸酶和透明质酸的合成能力,诱导骨吸收。体外实验证实,维生素 D 可能是通过成骨细胞发挥生物学效应的,维生素 D 首先作用于成骨细胞产生 Gla 蛋白造成骨吸收浓度梯度,促进破骨细胞形成和溶骨作用。

(2)维生素 D 与骨形成:从十二指肠到结肠的肠黏膜细胞中都有 1,25-(OH)$_2$-D_3 受体,但含量在这些肠段中并不是均一的,其中十二指肠含量最高,以下肠段则逐渐减少。在基础状态,正常成人空肠部位的净钙吸收是回肠的 3 倍。若给予 1,25-(OH)$_2$-D_3 1 周后,空肠和回肠的钙吸收都显著增加,而且回肠的钙吸收率可达到空肠的水平。再有,结肠在 1,25-(OH)$_2$-D_3 的作用下,钙吸收率也会明显增高,这对于保证小肠切除患者的钙吸收有重要意义。

肠黏膜细胞中的维生素 D 依赖性钙结合蛋白(CaBP9K)是维生素 D 促进肠钙吸收的主要钙转运蛋白,其基因主要受维生素 D 调控。根据动物实验,去卵巢大鼠(由于雌激素减少而造成的骨质疏松模型)小肠黏膜中的 CaBP9K mRNA 表达明显下降,表明雌激素可能直接或间接参与调节肠钙吸收。

维生素 D 促进肠钙吸收,提高血钙浓度,为钙在骨中沉积,使骨矿化提供了原料,这是维生素 D 对骨形成的间接作用。成骨细胞上有 1,25-(OH)$_2$-D_3 受体,是维生素 D 的靶细胞。由 49 个氨基酸组成的骨钙素,主要由成骨细胞合成与分泌,其生理作用虽不完全清楚,但已知至少与骨矿化速率有关。而 BGP 的合成,主要受 1,25-(OH)$_2$-D_3 的正性调控,这反映了维生素 D 对骨形成的直接作用。

与健康青年人相比,在接受同样剂量紫外线照射时,70岁以上老年人皮肤合成维生素 D 的能力要减少 1/3;老年人肾功能减退,使 1, 25-(OH)$_2$-D$_3$ 合成相对减少;因增龄性肠黏膜中维生素 D 受体(VDR)下降,引起 1, 25-(OH)$_2$-D$_3$ 的相对抵抗。这些因素加起来导致老年人肠钙吸收下降及血 1, 25-(OH)$_2$-D$_3$ 的不足,造成 PTH 升高→骨吸收增加→骨量丢失→骨质疏松→易骨折。因此,维生素 D 的减少与骨质疏松的发生密切相关。

4. 雌激素　雌激素包括雌酮(estrone, E$_1$)、雌二醇(estradiol, E$_2$)及雌三醇(estriol, E$_3$)。E$_2$ 在生育年龄最为主要,不但分泌量多,作用也最强。E$_2$ 在整个月经周期中,在排卵前和黄体中期达最高峰,可达 1480pmol/L。E$_2$ 主要由卵巢直接分泌,小部分来自外周 E$_1$ 和睾酮(T)的转化。虽然 E$_1$ 量较多,但作用较 E$_2$ 弱,大部分 E$_1$ 来自外周雄甾烯二酮(androstenedione, A)和 E$_2$ 的转化,小部分由卵巢直接分泌。A 在外周转为 E$_1$ 相对恒定,E$_1$ 有 10%~25% 自肾上腺产生。在育龄妇女,卵巢还产生雄激素,约 1/2 的雄甾烯二酮和睾酮直接产自卵巢,其他 1/2 睾酮则来自卵巢雄甾烯二酮的直接转化。E$_3$ 作用最弱,是 E$_1$ 和 E$_2$ 的代谢产物。

女性绝经前后,性激素发生一系列变化。绝经后,E$_1$ 和 E$_2$ 均明显减少。由于卵巢滤泡丧失,E$_2$ 下降更为明显,其产生率仅为绝经前的 10% 左右。小量 E$_2$ 主要来自肾上腺睾酮的外周转化,另一小部分由卵巢分泌。E$_1$ 下降约 1/3,成为绝经后主要雌激素,主要由肾上腺分泌的雄甾烯二酮在外周转化,特别是在脂肪中转化。绝经后,血清 A 的水平下降约 1/2,主要因卵巢分泌的 A 显著减少,而由肾上腺分泌的 A 仍然保持稳定,这可能是绝经后 E$_1$ 作为主要雌激素的原因。

雌激素通过与各种细胞内受体结合而发挥调节作用。成骨细胞、破骨细胞内存在雌激素受体,当雌激素与破骨细胞内的雌激素受体结合后,抑制破骨细胞的溶骨活性;而与成骨细胞内的雌激素受体结合,则使成骨细胞分泌胶原酶、释放生长因子和细胞因子等进行骨的重建,同时吸引破骨细胞参与该过程。雌激素还可通过 PTH、维生素 D 等间接调节成骨细胞活性。动物实验证实,雌激素诱导的成骨细胞可抑制 PTH 促进骨吸收作用。因此,雌激素不仅促进骨的形成,同时抑制骨的吸收,从而促进骨密度增加。雌激素缺乏时,则破骨细胞活性加强,骨钙大量释放入血而致骨质疏松。雌激素还可促进成骨细胞合成骨基质,包括 I 型胶原和矿物质。参与该作用的有成骨细胞旁分泌的胰岛素样生长因子 I(IGF-I)、转化生长因子 -β(TGF-β)。雌二醇诱导的成骨细胞内存在孕酮受体;月经周期紊乱与脊柱骨量减少有关,月经量不足正常 50% 的绝经前期妇女的骨矿物质密度不到正常的 69% 等，均表明雌激素对骨代谢有重要作用。

雌激素对骨代谢还有间接调节作用。雌激素通过调节 PTH 合成和分解、骨化三醇的代谢、CT 合成与分解、肠道钙吸收及肾的钙吸收和排泄，对血钙产生影响，从而调节骨的代谢。绝经妇女血钙一般中度偏高，雌激素治疗后通过降低骨的转换使血钙下降。尽管尚未发现甲状旁腺内存在雌激素受体，但雌激素治疗后血 PTH 升高现象常被用来解释随后的血钙降低。雌激素通过降低血磷和刺激 1α- 羟化酶活性，增加 25-（OH）-D_3 向 $1, 25$-（OH）$_2$-D_3 的转化，从而调节骨化三醇 $[1, 25$-（OH）$_2$-$D_3]$ 的代谢，影响血钙变化。雌激素又通过血钙和骨化三醇变化影响 CT 合成和分泌。小肠有雌激素受体，绝经后雌激素水平下降，从而抑制肠钙吸收，但目前尚不清楚此作用是否通过肠道上的雌激素受体介导。绝经妇女肾小管钙吸收降低，尿钙排泄增加，导致钙负平衡而发生失骨，而雌激素治疗可纠正，可能是通过 PTH 起作用。绝经后雌激素水平下降，上述调节血钙平衡机制被破坏，使骨钙大量入血而导致骨质疏松。

雌激素与成骨细胞上的受体结合，通过促进成骨细胞分泌胶原酶，释放生长因子、细胞因子等促进骨有机质合成和骨重建；同时抑制破骨细胞的骨吸收，从而恢复骨重建过程的平衡而达到防止失骨作用。雌激素抑制骨吸收过程还可通过 CT 发挥作用。

雌激素能有效促进降钙素的分泌；雌激素减少，降钙素降低。药理剂量的降钙素可完全抑制破骨细胞的活性，制止骨吸收。雌激素还可刺激肾小管线粒体内的 1α- 羟化酶，使其合成增加，肠钙吸收增加。正常的血钙维持有赖于甲状旁腺激素、$1, 25$-（OH）$_2$-D_3 和降钙素在肠道和肾、骨组织中的协同作用，而血钙浓度对它们具有反馈调节作用。雌激素通过调节血骨化三醇的浓度间接影响甲状旁腺激素的分泌。雌激素对骨的作用机制可能为：①直接作用于骨；②调节骨对甲状旁腺激素的敏感性或减少低钙对甲状旁腺的刺激以减少骨吸收；③增加 $1, 25$-（OH）$_2$-D_3 水平，使肠钙吸收增加，从而强化骨的形成；④恢复降钙素的低基础值及钙对其刺激，抑制骨吸收。雌激素在骨代谢中起重要作用，对维持成骨细胞的正常生理功能和 / 或减弱破骨细胞的活性是必需的。

5. 生长激素 生长激素（GH）由垂体分泌。在人类腺垂体激素中，GH 浓度高于其他激素。

GH 可促进成骨细胞的增殖，其途径一方面可通过 GH 受体直接作用于软骨细胞和成骨细胞，增加软骨细胞的数目，促进软骨细胞增殖。体外研究证实,在正常成人小梁骨移植培养的成骨样细胞中,GH可以通过成骨细胞中的GH受体促进成骨样细胞增殖。另一方面,GH还可通过IGF-Ⅰ、IGF-Ⅱ间接作用于骨,增加其细胞的DNA、胶原和非胶原蛋白合成,促进骨皮质形成及骨细胞的复制。另外,胰岛素样生长因子结合蛋白(IGFBP)也可调节IGF的作用,如IGFBP-4抑制IGF-Ⅰ对小鼠成骨细胞的兴奋作用。

GH除了促进成骨细胞增殖外,还可增加破骨细胞的活性,促进骨吸收。有学者研究发现,GH既可促进破骨细胞分化,又可通过对成熟破骨细胞的间接作用来促进骨吸收。GH调控破骨细胞形成的中介因子包括IGF-Ⅰ和白介素-6(IL-6),两者都受GH的调节。

GH直接促进生长板前体细胞的分化,增加组织对IGF-Ⅰ的敏感性和增加IGF-Ⅰ的局部产生,以促进分化的软骨细胞增殖,进而促进骨的线性生长。并且,GH在软骨细胞分化的各个时期都对生长板软骨细胞有促进作用。

雌激素缺乏可致骨质疏松。雌激素对骨和骨细胞的作用有些是直接的,有些是间接的,即通过中间激素或因子进行。GH和IGF-Ⅰ都参与了这种作用。给绝经后妇女服用乙炔基雌二醇后发现,钙调节激素如甲状旁腺激素和维生素D_3并无改变,而血清GH浓度却增高,同时IGF-Ⅰ减少。观察还发现,年轻人和绝经后妇女血17β-雌二醇和GH分泌峰及24小时整体血清生长激素浓度之间有正相关关系,这恰如雌激素浓度与GH对生长激素释放激素的反应相互关联一样。

GH还可以通过免疫系统的作用间接影响骨代谢。GH对免疫系统有许多刺激效应,如可刺激几种类型免疫细胞的活性。老年人由于生长激素水平下降,其免疫功能也随之减弱,从而影响了老年人的健康以及一般状况,间接影响其活动能力,成为骨丢失的一个重要因素。此外,骨细胞的生理过程与免疫系统间紧密相关,它们不仅有共同的来源,而且在骨髓内可通过细胞因子的介导而相互作用。

6. 甲状腺激素 甲状腺激素(TH)对成骨细胞的影响主要通过直接与成骨细胞核受体和膜受体结合而发挥细胞效应。

破骨细胞不能直接对T_3起反应。T_3需要在局部介质的参与下才能增强破骨细胞的活性。新生破骨细胞的诱导成熟和成熟破骨细胞的活性是骨代谢中吸收作用的前提。成骨细胞膜上存在破骨细胞分化因子(ODF),它可促进骨祖细胞发育成熟形成破骨细胞,而成骨细胞膜上的ODF表达又受各种细胞因子的调节,尤其是IL-6的作用。

甲状腺功能亢进(简称"甲亢")时,骨质疏松发生率为20%~50%。通过研究甲亢时的骨代谢变化发现，过量甲状腺激素使成骨细胞和破骨细胞活性增强，从而增加骨的重建，由于骨吸收增加幅度明显大于同时存在的骨形成增加幅度，致使骨量丢失。

甲亢能导致甲状腺激素分泌过盛，引起高转换型骨质疏松。其机制可能有以下几个方面：①骨细胞核内存在 T_3 受体，甲亢时骨质疏松可能是甲状腺激素直接作用于成骨细胞，引起骨吸收、骨转换增加或加快所致；②甲亢时细胞因子 IL-6 产生过多，由其介导引起的破骨细胞分化成熟加速，破骨细胞活性加强，导致骨质吸收增加；③甲状腺激素分泌增多可干扰活性维生素 D 的生成，使生成 1, 25-($OH)_2$-D_3 不足，导致肠钙吸收降低，诱发骨质疏松；④甲亢时经常腹泻导致消耗增加，1, 25-($OH)_2$-D_3 生成减少，肠钙吸收降低，出现负钙、负磷、负镁平衡，病程长时可致骨矿物质丢失而发生骨质疏松；⑤甲状腺激素分泌增多，促进蛋白质分解代谢亢进，引起钙磷代谢紊乱而发生负钙平衡，出现高转换型骨质疏松。

甲状腺功能减退（简称"甲减"）时也会出现骨质疏松，一般多发生在地方性甲状腺肿流行区。甲减时发生骨质疏松的原因为：①甲状腺激素对成骨细胞直接刺激作用减弱；②通过细胞因子介导的促进破骨细胞的活性减弱；③与 CT 有关。CT 对骨代谢的影响有两方面：通过抑制肾小管对钙、磷的重吸收而引起骨矿物质含量减少，骨密度（BMD）降低；通过抑制破骨细胞的数量与活性而抑制骨吸收，同时也有调节成骨细胞活性及促进骨形成的作用。甲减时由于甲状腺激素和 CT 水平较低，共同作用的结果为成骨细胞和破骨细胞的活性均较低，故呈低转换型骨质疏松。甲减时骨吸收速度减慢，总体代谢均处于低水平，甲状腺激素是维持钙平衡、调节骨转换率很重要的一种激素，当缺乏时必然会导致骨矿物质代谢异常与紊乱。

（陈 华 陈奇红）

第四节 认识骨质疏松症

一、骨质疏松症的定义

骨质疏松症（osteoporosis）一词首先是由欧洲病理学家 Pommer 于 1885 年提出来的，意为骨质减少的疾病，组织学上可见布满孔隙的骨骼。随着历史的发展和科学技术的进步，人们对骨质疏松的认识则逐步深化。早年一般认为全身骨质减少即为骨质疏松,美国学者则认为老年骨折为骨质疏松。直到1990年在丹麦举行的第三届国际骨质疏松研讨会,以及1993年在香港举行的第四届国际骨质疏松研讨会上,骨质疏松症才有一个明确的定义,并得到世界的公认:骨质疏松症是以骨量减少和骨的微细结构退化为特征,骨质脆性增加,并易于发生骨折的一种全身性骨骼疾病。

这一骨质疏松症定义包括了以下六方面的内涵:

(1)骨量减少,应包括骨矿物质和骨基质等比例的减少。仅骨矿物质减少,骨基质不减少,是矿化障碍所致。对儿童来说则为佝偻病,对成年人则为软骨病。

(2)骨的微细结构退化,由骨吸收所致,表现为骨小梁变细、变稀,乃至断裂。这实际上是一种微骨折,致使周身骨骼疼痛。

(3)骨的强度下降,脆性增加,难以承载原来载荷。可悄然发生腰椎压缩性骨折,或在不大的外力下就可发生腕部桡骨远端骨折或髋骨近端骨折。

(4)X线片、光镜病理片、电镜纤维照片以及应用骨形态计量学方法,都可发现骨组织中形态结构以及骨量的变化。

(5)骨量减少、骨钙溶出、脊柱压缩性骨折,致使"龟背"出现,并伴发老年呼吸困难、骨质增生、高血压、老年痴呆、糖尿病等一些老年性疾病。

(6)骨量减少和结构退化,反映骨密度下降,这为用各种射线装置、超声波检测仪以及生物化学检测来诊断或鉴别诊断骨质疏松提供了理论依据。

当然,随着科学的发展,骨质疏松症的定义还会得到进一步的充实、修改和完善。

二、骨质疏松症的分类

骨质疏松症可分为三大类:第一类为原发性骨质疏松症,是指没有明确原因而发生的骨质疏松,主要见于绝经后妇女和老年人,在骨质疏松症中所占比例最大,是一种多因素性疾病,如遗传(种族)、饮食营养、生活方式、激素水平、运动等均与该病的发病密切相关,而且由于其发病病因和发病机制尚不十分明确,仍是当前世界医学领域的重点课题;第二类为继发性骨质疏松症,是由其他疾病或药物等因素所诱发的骨质疏松症;第三类为特发性骨质疏松症,多见于8~14岁青少年或成人,多半有家族遗传史,女性多于男性。妇女妊娠及哺乳期所发生的骨质疏松也可列入特发性骨质疏松症。骨质疏松症的分类详见表1-5。

表 1-5　骨质疏松症的分类

第一类　原发性骨质疏松症	肝素
Ⅰ型　绝经后骨质疏松症	抗惊厥药
Ⅱ型　老年性骨质疏松症	免疫抑制剂
第二类　继发性骨质疏松症	酒精
A　内分泌	D　营养
（1）肾上腺皮质	维生素 C 缺乏（坏血病）
库欣病	维生素 D 缺乏（佝偻病或骨软化病）
原发性慢性肾上腺皮质功能减退	维生素 D、维生素 A 过剩
症（艾迪生病）	钙
（2）性腺疾病	蛋白质
非正常绝经骨质疏松	E　慢性疾病
性腺功能减退	慢性肾病
（3）垂体	肝功能不全
肢端肥大症	胃肠吸收障碍综合征
垂体功能减退	慢性炎性多关节病
（4）胰腺	F　先天性
糖尿病	骨形成不全
（5）甲状腺	高胱氨酸尿
甲状腺功能亢进	马方综合征
甲状腺功能减退	G　失用性
（6）甲状旁腺	（1）全身性
甲状旁腺功能亢进	长期卧床
B　骨髓	肢体瘫痪
骨髓瘤	宇宙飞行、失重
白血病	（2）局部性
淋巴瘤	骨折后
转移瘤	**第三类　特发性骨质疏松症**
戈谢病	A　青少年骨质疏松症
贫血（镰状细胞、地中海、血友病）	B　青壮年、成人骨质疏松症
C　药物	C　妇女妊娠、哺乳期骨质疏松症
类固醇药物	

三、原发性骨质疏松症的分型

原发性骨质疏松症又可分为两型。Ⅰ型为绝经后骨质疏松症,发生于10%~15%的绝经后妇女,从绝经至75岁左右发病,是以雌激素缺乏为基础,再加上某些因素,如低钙摄入、消瘦、遗传、饮酒、吸烟、运动不足等,比仅有雌激素缺乏时骨吸收更加亢进,使骨量减少。该型骨质疏松症一般是骨吸收、骨形成同时亢进的高转换型骨质疏松症。Ⅱ型为老年性骨质疏松症,与Ⅰ型相比,男性病人明显增多,且发病率随着年龄的增加而升高,其发病机制可能与肾中 1α- 羟化酶活性降低有关,属低转换型骨质疏松症。一般发生在65岁以上的老年人,国外把70岁以上老年妇女骨质疏松症列为Ⅱ型骨质疏松症。两型骨质疏松症的区分特点详见表1-6。

表1-6 原发性骨质疏松症两型区分特点

项目	Ⅰ 型	Ⅱ 型
年龄	50~70岁	> 70岁
性别比(男:女)	1:6	1:2
骨量丢失	主要为松质骨	松质骨、皮质骨
丢失速率	加速	不加速
骨折部位	椎体(粉碎性)和桡骨远端	椎体(多个楔状)和髋骨
甲状旁腺激素	降低	增加
钙吸收	降低	减少
25-(OH)-D → 1, 25-(OH)$_2$-D$_3$	继发性降低	原发性降低
主要因素	绝经	年龄老化

四、骨质疏松症的流行病学

骨质疏松症已经成为一种世界范围内严重威胁人类健康的疾病,越来越引起人们的重视。目前对骨质疏松症的研究涉及中医学、骨科学、内分泌学、老年医学、妇科学、放射学、流行病学、营养学、药理学和其他许多基础学科,已经成为当前国际上研究最活跃的课题之一。

全世界大约有2亿人患骨质疏松症,其发病率已经跃居世界各种常见病的第7位。据统计,美国、欧洲和日本约有7 500万骨质疏松症患者,其中大多数是中老年人,并且以绝经后的妇女占绝大多数。美国患有骨质疏松症的人群中,80% 是女性。据统计,在美国接近 30% 绝经后白人妇女患骨质疏松症,其中 16% 是腰椎骨质疏松。在英国 5 000 万人口中,骨质疏松症患者有 300 万,占 6%,其中英格兰和威尔士,50 岁以上人群股骨颈骨质疏松症患病率,女性为 22.5%,男性为 5.8%,女性高于男性约 4 倍。在日本,骨质疏松症患病率,60~69 岁年龄组男性为 13.6%,女性为 47.7%;70~79 岁年龄组男性为 28%,女性为 66.6%,女性明显高于男性。

美国第 3 次全国健康和营养调查结果显示,白人妇女中有 21% 的人髋部骨密度值低于正常年轻人 2.5 个标准差,而非洲裔美国妇女只有 10% 的人髋部骨密度低于 2.5 个标准差,墨西哥裔美国妇女有 16% 低于 2.5 个标准差。这说明不同种族中骨质疏松症的患病率是不一样的。

我国是世界上老年人口最多的国家,随着老年人群的迅速增长,骨质疏松症患者将急剧增加。2018 年,中国疾病预防控制中心慢性非传染性疾病预防控制中心对我国 11 个省(市)44 个县(区)2 万余人的流行病学调查结果显示,骨质疏松症已经成为我国 50 岁以上人群的重要健康问题,中老年女性骨质疏松问题尤为严重。我国 40~49 岁人群骨质疏松症患病率为 3.2%,其中男性为 2.2%,女性为 4.3%;50 岁以上人群骨质疏松症患病率为 19.2%,其中男性为 6.0%,女性为 32.1%;65 岁以上人群骨质疏松症患病率达到 32.0%,其中男性为 10.7%,女性为 51.6%。我国男性骨质疏松症患病率水平与各国差异不大,女性患病率水平显著高于欧美国家,与日韩等亚洲国家相近。

(陈 华)

第五节 骨质疏松症的临床表现

原发性骨质疏松症的临床表现和体征主要是疼痛,其次是身形改变(身长缩短、驼背)、骨折等。

一、疼痛

疼痛是骨质疏松症的最常见、最主要的症状。其原因主要在于骨转换过快,骨吸收增加,在吸收过程中骨小梁的破坏、消失以及骨膜下皮质的破坏等均会引起全身性骨痛,一般以腰背痛最为多见。另一个引起疼痛的重要原因是骨折,即因受外力压迫或非外伤性脊椎椎体压缩性骨折、楔形和鱼椎样变形而引起的腰背痛。此外,软组织性腰背痛也是其中一个不可忽视的方面。

负重能力调查表明,健康人负重力达 70kg,而骨质疏松症患者仅能负重 26kg,明显低于正常人。骨质疏松症患者躯干活动时,腰背肌必然进行超常的活动,经常处于紧张状态,日久逐渐导致肌肉、筋膜、韧带等疲劳,出现痉挛、劳损,从而产生软组织性腰背疼痛。

据统计,骨质疏松症患者中 67% 为局限性腰背疼痛,9% 为腰背痛伴四肢放射痛,10% 为腰背痛伴带状病,4% 为腰背痛伴麻木感,10% 不仅腰背痛,而且伴有四肢麻木和屈伸腰背时出现肋间神经痛和无力感。

骨质疏松性疼痛需要和腰扭伤、腰肌劳损导致的腰背疼痛相区别:骨质疏松症患者的疼痛不仅存在肌肉痛,更主要的是胸腰椎骨折引起的疼痛,一般局限在棘突,存在局部棘突的压痛和叩击痛。此外,与恶性肿瘤脊椎转移、脊椎结核所致的局部骨质破坏所引起的疼痛区别在于:骨质疏松症患者的疼痛,在强制固定脊柱或持续固定 2~3 周后,疼痛可逐渐减轻。

二、身形

身形的改变是骨质疏松症患者继腰背痛后出现的重要临床体征之一,主要是身长缩短和驼背。在由松质骨和密质骨组成的骨骼中,松质骨更易发生骨质疏松改变。尤其是脊椎椎体前部,几乎全部由松质骨组成,且是支持身体的支柱,负重量大,更易产生相应症状。

脊柱是由 7 块颈椎、12 块胸椎、5 块腰椎和骶尾椎组成,每一椎体高约 2cm。骨质疏松时,椎体内部骨小梁破坏,数量减少,这种疏松而脆弱的椎体受压,导致椎体变形。轻者变形只累及 1~2 个椎体,重者可累及整个脊椎椎体。数年后会使整个脊椎缩短 10~15cm,从而导致身长缩短,头到耻骨与耻骨到足跟的比小于 1。有资料统计显示,女性在 60 岁以后、男性在 65 岁以后逐渐出现身高缩短。女性到 65 岁时平均缩短 4cm,75 岁时平均缩短 9cm。24 块椎体,每块前方压缩 1mm,即可导致脊柱前屈改变。尤其是那些活动度大、负重量大的椎体,如第 11、12 胸椎和第 3 腰椎,变形显著或出现压缩性骨折,都可使脊柱前倾、背屈加重,形成驼背。一般驼背的程度越重,腰背痛也越明显。此外,有的患者还出现脊柱后侧凸、鸡胸等畸形改变。

三、骨折

骨质疏松症患者中,脆而弱的骨低于骨折阈值 100mg/cm^2,从而仅轻微的外力就易发生骨折。骨质疏松症骨折部位比较固定,好发于胸腰椎椎体、桡骨远端、股骨近端、踝关节等,常在扭转身体、持物、开窗等日常活动中出现,即使没有较大的外力作用都可发生骨折，有时甚至患者自己都觉察不到；各种骨折的发生分别与年龄及绝经时间有一定的关系。

1. **椎体压缩性骨折**　椎体压缩性骨折一般发生在 45 岁之后，以绝经后妇女最为多见，60~70 岁发病率最高，此后发病率并不随年龄的增加而增加。椎体大部分由松质骨组成，易受绝经前后激素代谢紊乱的影响，同时腰肌及韧带等软组织发生退行性改变，缺乏伸缩性，再加上椎间盘水分含量减少，各椎体之间的可动性降低，即使受到轻微外力或负重，都会直接影响椎体而导致压缩性骨折。本类骨折主要发生在胸腰椎移行处，以第 12 胸椎最多见，其次为第 1 腰椎和第 11 胸椎，再其次为以上椎体邻近的脊椎。上位胸椎和下位腰椎也可发生，颈椎骨折临床罕有报道。典型的骨折形状为"鱼椎样"变形、"楔状椎"变形、"扁平椎"变形等。由于骨质疏松症引起的椎体压缩性骨折一般不影响椎弓，故导致脊髓损伤的情况罕见。

2. **桡骨远端骨折**　桡骨远端以松质骨为主，明显受骨质疏松病理的影响。发病年龄自 45 岁开始，50~65 岁之间发病率剧增，65 岁以后降低，女性多于男性。此种骨折，闭经影响较增龄影响更明显。尽管直接暴力和间接暴力均可造成桡骨远端骨折，但多数为间接暴力所致。骨折后出现腕关节上方明显肿胀、疼痛，桡骨远端压痛明显，有纵向叩击痛，腕关节活动功能部分或完全丧失，手指做握拳动作时疼痛加重，有移位的骨折常有典型的畸形。

3. **股骨近端骨折**　股骨颈骨折是骨质疏松症骨折中症状最重、治疗较为棘手的一种。多发生于 60 岁以上的女性，70 岁以上发病率剧增，女性多于男性。此种骨折与年龄及骨质疏松的程度成正比。伤后常卧床不起，易发生肺炎、泌尿系统结石、褥疮、静脉炎等合并症，死亡率较一般骨折患者为高。股骨颈含有丰富的松质骨，是骨质疏松症进展过程中较早受累及的地方。股骨颈在人体持重骨骼中负重最大，并且是唯一与其所承受的躯干体重呈斜行走向的骨骼，有着特殊的生物力学原理和机械应力。本类骨折典型的受伤姿势是平地滑倒，髋关节旋转内收，臀部先着地。有时甚至在没有任何外力、轻微扭转髋关节的情况下即可发生。骨折发生后，病人受伤局部疼痛，髋关节任何方向的被动或主动活动均可引起局部剧烈疼痛，有时疼痛可沿大腿内侧向膝部放射。股骨颈骨折时，在腹股沟中点附近常有压痛，跟骨纵轴叩击痛（+）、股骨粗隆叩击痛（+），患肢呈内收或 / 和外旋畸形，不能站立和行走，疼痛随时间逐渐减轻。

4. **踝关节骨折**　静止情况下以全足放平站立时，踝关节所承受的压缩力相当于体重的 2 倍，以前足站立时则相当于体重的 3 倍，而在负重期的推进期,关节面受到的应力相当于体重的 5 倍左右。由于骨质疏松症主要影响松质骨,故骨质疏松症患者此处也易发生骨折。踝关节骨折是较复杂的骨折,涉及多个含松质骨的骨骼,有多种不同的类型,临床发病率远低于前述几种骨折。

四、骨质疏松症的其他临床表现

骨质疏松症、腰椎压缩性骨折导致脊柱后凸、胸廓畸形,可引起多个脏器功能变化,其中呼吸系统的表现尤为突出。尽管临床患者出现胸闷、气短、呼吸困难及发绀等症状较为少见,但通过肺功能测定发现,胸椎压缩性骨折表现在上位胸椎时,肺活量和最大换气量均减少,一秒率和残气率(残气量/肺总量)无明显变化。表现在下位胸椎时,上述肺功能指标均正常。另外,随着背屈胸廓畸形程度得到加剧,S_3(上叶前区域)小叶型肺气肿的发病率增加;在胸廓严重畸形的病例中,S_3 小叶型肺气肿的发病率达 40%。

由于骨质疏松症导致的高度脊柱侧弯临床罕见,但在骨质疏松症并有先天性脊柱侧弯时,肺活量减少,残气量正常或增加,肺总量减少,用力呼气肺活量和气道阻力均正常,最显著的变化是肺动脉高压和右心肥大,换气功能变化轻微。

(陈 华 陈奇红)

第六节 骨质疏松症的诊断与鉴别诊断

一、骨质疏松症的生化检查

骨的新陈代谢具体展现于骨的发生、生长与重建全过程。骨形成与骨吸收的速率称骨转换率。破骨细胞清除旧的矿物质,成骨细胞形成类骨质并进行矿化。骨代谢的过程往往能反映破骨细胞与成骨细胞的活动及骨基质、骨矿物质的变化,因此,生化检查对骨质疏松症的早期诊断、鉴别诊断以及分型、预防和治疗等是不可缺少的。

(一)与骨矿物质有关的生化检查

骨由骨矿物质与骨基质两大部分组成,通过新陈代谢,新骨不断形成,旧骨不断沉积到骨上,同时骨矿物质又不断地从骨中释放到血液循环中,因此通过测定血、尿、便中这些矿物质的含量可间接了解骨代谢的状况。骨矿物质主要由无定形钙磷混合物和钙磷羟基磷灰石晶体构成,而镁、锌、铜、锰、氟、铝、硅、锶等元素也参与骨代谢。最常见的骨矿物质成分的生化检查见表1-7。

表1-7 血清及尿中与骨矿物质有关的常用生化指标

项目		对象	mg/dl	mmol/L
血清	离子钙	新生儿	4.30~5.10	1.07~1.27
		成人	4.48~4.92	1.12~1.23
	总钙	儿童	8.80~10.80	2.20~2.70
		成人	8.40~10.20	2.10~2.55
	无机磷	儿童	4.50~5.50	1.45~1.78
		成人	2.70~4.50	0.87~1.45
		>60岁男	2.30~3.70	0.74~1.20
		>60岁女	2.80~4.10	0.90~1.30
	镁		1.30~2.10(mEg/L)	0.65~1.05(mmol/L)
尿	钙		100~300(mg/d)	2.50~7.50(mmol/d)
	磷		406~1 313(mg/d)	13~42(mmol/d)
	镁		73~122(mg/d)	3.00~5.00(mmol/d)

1. 血清骨矿物质成分的测定

(1)血清总钙和游离钙:血钙主要以3种形式存在,即离子钙、蛋白结合钙和与小分子阴离子结合的钙。与蛋白结合的钙约占血清总钙的40%,与小分子阴离子结合的钙约占13%,这两种钙均无生理活性。离子钙约占血清总钙的47%,具有钙的生理活性。但不是所有离子钙都具有生理活性。离子钙中一部分为活性离子钙,此部分有生理活性;另一部分为非活性离子钙,在活化之前无生理作用。

血清总钙和离子钙测定对骨矿物质代谢和钙磷代谢的研究有很重要的价值。很多代谢性骨病如原发性甲状旁腺功能亢进、结节病、维生素D中毒等可伴血钙升高,有些疾病如佝偻病、软骨病、甲状旁腺功能减退等可伴血钙下降。血清钙与年龄有关,40岁以上的成年人,随着年龄的增加,血清钙有逐渐下降的趋势。

正常情况下,血钙只在很狭窄的范围内波动。调节血钙水平的激素主要是甲状旁腺激素、降钙素和维生素D活性代谢产物1, 25(OH)$_2$-D$_3$。上述3种激素对稳定血钙和钙离子水平非常重要,任何一种激素异常时,均会使血钙发生变化。

用不同的实验方法测得的血清钙有一定的差别。用 EDTA 滴定法所测血清总钙的正常参考范围为 8.5~10.5mg/dl（2.2~2.6mmol/L）；用原子吸收光谱法所测得的结果比 EDTA 滴定法高 0.05mmol/L，正常参考范围为 2.2~2.7mmol/L。邻甲酚酞络合剂直接比色法所测正常范围为 2.2~2.7mmol/L；核固红法所测值较低，为 1.5~2.5mmol/L。婴儿血清总钙高于成人，为 2.5~3.0mmol/L（EDTA 滴定法）。Keating 测定不同年龄组男、女血清总钙，结果表明 95% 年轻男性血清总钙在 2.3~2.6mmol/L，随年龄增长有下降趋势，女性血钙似无年龄变化，各年龄组均在 2.2~2.6mmol/L 范围内。目前，血清钙离子测定的主要方法是离子电极法，结果准确，一致度好，对临床较为适用。

（2）血清无机磷：磷在人体内的含量仅次于钙，约为成人体重的 1%。磷在体内以无机磷和有机磷两种形式存在，骨组织中所含的磷主要以无机磷形式存在，即与钙和其他成分构成羟基磷灰石。生化测定中所说的血清磷是指血清无机磷，因此血磷测定对了解骨矿物质代谢特别是磷代谢有一定的临床价值。

血浆中的磷主要以两种形式存在，一种是有机磷，主要为磷脂，血浆中含量为 0.26mmol/L 左右；另一种为无机磷，血浆内水平为 1.0~1.3mmol/L。血浆无机磷主要包括蛋白结合磷和非蛋白结合磷两部分。与蛋白结合的磷仅占无机磷总量的一小部分（6%~20%，平均 10%）。不与蛋白结合的磷又称可滤过磷，占血浆无机磷的绝大部分（80%~94%，平均 90%）。这一部分主要包括游离的无机磷和与二价阳离子结合的磷即化合磷。血浆中的无机磷主要是 $H_2PO_4^-$ 和 HPO_4^{2-} 两种成分，其含量可达无机磷总量的 85% 左右；以 HPO_4^{2-} 含量最多，约为 $H_2PO_4^-$ 的 4 倍，治疗低血磷性抗维生素 D 佝偻病用的中性磷口服液就是按此比例配制的。

血浆无机磷水平随年龄的变化而有所差异。婴幼儿、儿童血浆无机磷水平显著高于成人，可能与生长发育需要更多的磷有关。成人生长激素分泌增加的疾病，如巨人症或肢端肥大症，血磷高于正常成人。正常男性进入老年，血磷随年龄增加而减少。进入老年的女性，如绝经后妇女血磷可再次升高，这可能与绝经后雌激素分泌减少和生长激素增加有关。

无机磷进入血池的途径主要是肠磷吸收，骨矿物质中磷释放入血、软组织无机磷释放和肾小管磷重吸收；无机磷出血池的途径主要是消化液分泌，骨矿化及骨重建、无机磷在软组织的滞留和肾小球的磷滤过。出量大于入量，血磷下降，反之血磷就会上升。人体对血磷平衡和血钙平衡的调节方式是不同的。生命起源于大海，由于海水含磷量很低，仅为 100mg/L 左右，因此在生命起源的过程中，随着生物体的不断进化，逐渐增加了机体储备磷的能力。当摄入无磷或低磷饮食时，人们观察到的第一个变化是血清无机磷下降，而不是动员骨磷和细胞内磷进入血液循环，这就提示机体细胞或骨组织对磷的需要比维持血磷更重要。

（3）血清镁：镁是构成人体的重要矿物质之一。大约 50% 的镁存在于骨组织内，因此测定血清镁对骨代谢及骨代谢疾病的研究有极重要的价值。正常人血清镁中有 60%~70% 与蛋白质结合，30%~35% 是游离的，后者又包括离子镁、复合镁和超滤镁。复合镁主要是镁的磷酸盐和枸橼酸盐，还有少量的碳酸盐。

蛋白结合镁是血浆中镁的主要部分。正常血清蛋白结合镁参考范围为 0.20~0.30mmol/L。镁主要与白蛋白结合，少量与球蛋白结合。蛋白结合镁的量与蛋白浓度、血液酸碱度等因素有关。镁、钙和氢离子等与蛋白结合的位点相同，它们互相竞争。当氢离子浓度增高（如酸中毒）时，氢离子与蛋白结合增多，镁、钙离子与蛋白结合减少，游离部分增加。与此相反，在碱中毒时，游离镁、钙离子减少。

镁在体内的调节因素很多，主要有以下几种：①甲状旁腺激素。有实验表明，高浓度的镁可抑制甲状旁腺功能，减少甲状旁腺激素的分泌。②肾小管重吸收作用。正常情况下，肾小球滤过镁的 90%~95% 被肾小管重吸收，血镁水平下降时，重吸收率增加，可达 100%；反之，血镁升高时，肾小管镁重吸收下降。③胃肠疾患或摄入减少时，肠镁吸收减少，而随着年龄的增加，肠镁吸收也减少。④其他因素，如醛固酮、甲状腺激素、生长激素等对镁的吸收、排泄均有影响。

绝经后骨质疏松妇女肠镁吸收减少，补充雌激素后可使肠镁吸收增加，这提示绝经后妇女骨质疏松与镁缺乏有一定的关系。老年人肠镁吸收减少，老年性骨质疏松症不能说与镁缺乏无关。

临床上伴有镁缺乏的疾病有特发性甲状旁腺功能减退症、甲状腺功能亢进症、慢性肾病、糖尿病、肾小管酸中毒、原发性醛固酮增多症及绝经后和老年性骨质疏松症等。

镁不仅对骨代谢有重要作用，而且是激活多种酶的重要元素之一，与甲状腺激素、降钙素和维生素 D 活性代谢产物的分泌及其骨代谢作用有非常密切的关系。

2. 尿液骨矿物质成分的测定

（1）尿钙：尿钙是指随尿排出的钙的含量。尿钙测定是研究代谢性骨病、钙磷代谢和有关疾病的重要手段。临床上常用的检测尿钙的手段是测定24小时尿钙、每克肌酐排出的尿钙即尿钙／肌酐比值（包括24小时尿和空腹尿）和空腹2小时尿钙。

1）24小时尿钙：不同地区，不同饮食习惯和不同营养状态，24小时尿钙有很大的差别。食奶制品较多的地区和人群，24小时尿钙较高，多在150~300mg，甚至更多；而贫穷落后地区或无牛奶或奶制品摄入者，尿钙较低。20~60岁成年人，24小时尿钙随年龄的变化不大；60岁以后的老年人，24小时尿钙有下降趋势；从婴幼儿到20岁成年人，随着年龄的增大和摄入量的增加，尿钙增加。男性24小时尿钙高于同龄女性。一年四季中，以夏末尿钙量最多（7月、8月），冬末尿钙量最低，这可能与日照多少有关。光照多，皮肤能合成更多的维生素D，促进了肠钙的吸收；冬季户外活动少，光照少，维生素D合成减少，肠钙吸收少。

直接影响尿钙排出的是肾小球滤过和肾小管重吸收。许多因素可通过影响这两个环节而使尿钙增加或减少，如甲状旁腺激素、降钙素、维生素D活性代谢产物、甲状腺激素、肾上腺皮质激素等。其他因素如饮食钙摄入量、慢性疾病等均可影响肾小球滤过和肾小管重吸收。有些药物如氢氯噻嗪可使尿钙排泄减少，呋塞米可使尿钙排泄增加。改变饮食中的钠摄入量可使尿钙改变。

尿钙测定有重要的生理意义和临床意义。尿钙排出量不仅反映体内钙代谢状况，而且能间接反映骨矿物质代谢的变化。尿钙是肠钙吸收、骨钙吸收、肾小球滤过和肾小管重吸收等多种生理过程的最后结果。婴幼儿和发育中的青少年，虽然从母乳或牛乳中获取了大量的钙，但尿钙排出很少，吸收的钙多用于骨骼的生长和发育。到成年时，骨生长处于相对平衡状态，尿钙也相对稳定。妊娠妇女由于胎儿生长发育而需要一定量的钙，肠钙吸收和骨钙释出均增加以供胎儿生长发育的需要。实际上，妊娠后期妇女处于生理性软骨病状态。

2）空腹尿钙及空腹2小时尿钙：24小时尿钙虽有重要临床价值，但容易受饮食的影响，为了使测定结果能准确反映机体的钙代谢，需要钙定量饮食。空腹尿钙是指同时测清晨首次尿钙和肌酐，以每毫克肌酐的尿钙量表示。空腹2小时尿钙测定兼有24小时尿钙和空腹尿钙的优点，而又避开了其缺点，既减少饮食的影响，又不会出现空腹尿量不稳定的情况。其方法是清晨6时弃去空腹尿，然后饮蒸馏水或温沸水500ml，清晨8时留尿测尿量、钙和肌酐含量,以空腹 2 小时尿钙含量和尿钙/肌酐比值表示。

（2）尿磷:尿磷是指尿中所有的无机磷酸盐。通常测定的尿磷包括 24 小时尿磷、每克肌酐排出的尿磷及空腹 2 小时尿磷。

1）24 小时尿磷:正常人 24 小时尿磷排出量与饮食中的磷含量成显著正相关,随着磷的摄入量增加,尿磷也增加。不同人群,不同饮食习惯,不同的体力活动状态,尿磷排出量也不同,一般在 350~1 300mg,高者可达 2 000mg,少者可低至 250mg,相差达 8.9 倍之多。因此,想要排除饮食对尿磷的影响,确切了解磷代谢状况和肾磷转运情况,受试者应取钙、磷定量饮食,然后测定尿磷。

年龄不同,24 小时尿磷排量也有变化。20 岁以前,随年龄的增长,尿磷逐渐增加;20~40 岁,尿磷相对稳定;40 岁以后尿磷似有减少趋势。尿磷的变化可能与饮食入量不同有关,成人男性尿磷显著大于女性,卧床者尿磷排出量减少。

许多因素可影响尿磷排泄,如饮食中的钙摄入量,甲状旁腺激素和降钙素分泌水平,维生素 D 活性代谢产物和生长激素均可影响尿磷。饮食中的钠入量、静脉输入碳酸氢钠、利尿剂的使用和胰岛素的使用等均可引起尿磷排泄量的改变。乙酰唑胺可以显著增加尿磷排出,其作用强度与甲状旁腺激素相近,但作用机制不同。噻嗪类利尿剂和呋塞米也使尿磷增加,这些药物都具有碳酸酐的酶抑制作用;乙酰唑胺为最强的碳酸酐酶抑制剂,增加尿磷作用也最强。

2）空腹 2 小时尿磷:由于 24 小时尿磷易受饮食的影响,结果变化较大,为了更能反映机体磷代谢的状况,在留 24 小时尿前,患者要摄入 3 天钙、磷定量饮食,这对临床应用很不方便。空腹 2 小时尿磷测定方法较少受饮食的影响,能较准确地反映机体磷代谢状况,且对患者也很方便,方法同空腹 2 小时尿钙。空腹 2 小时尿磷可用磷排量的值表示,也可用尿磷/肌酐比值表示。

（3）尿镁:尿镁测定是了解体内镁代谢的手段之一。正常情况下,尿镁与饮食镁密切相关。高镁饮食时尿镁排量增加,低镁饮食时尿镁排量减少。进食普通饮食时,尿镁也有较大的波动。正常男性平均尿镁为 100mg/24h,正常女性为 90mg/24h。

24 小时尿镁除了与饮食有密切关系外,与年龄也有密切关系。40 岁以后的成年人,随着年龄的增长,尿镁有逐渐减少的趋势,这可能与肠镁吸收减少有关。老年性和绝经后骨质疏松症与镁缺乏有一定的关系。

空腹 2 小时尿镁较少受饮食的影响,更能说明体内镁代谢状况。

3. 粪便中钙、磷、镁的测定 粪便中的钙、磷和镁主要有两个来源:一是食物中经消化未被肠吸收的部分,二是经消化液分泌入肠道未被重吸收的部分。测定粪便中钙、磷和镁的含量,可了解肠道吸收情况,从而为这些矿物质的体内平衡提供数据。

粪便中的钙、磷和镁的测定较为复杂,特别是确定一日大便量是较困难的,排便规律且每日 1 次者较容易收集,对于便秘者较困难;另一困难是测定前需将粪便灰化和消化。

有人使用短半衰期的放射性核素 ^{45}Ca 测定粪钙含量,为粪钙测定的临床应用提供了方便条件;其方法是口服一定量的 ^{45}Ca,测定粪便中排泄的和尿中排泄的 ^{45}Ca 量,从而计算体内滞留的 ^{45}Ca 量。

(二)与骨形成有关的生化检查

反映骨形成的生化指标主要有总 ALP、骨 ALP、骨钙素及 I 型前胶原展开肽等 9 种(表 1-8)。

表 1-8　与骨代谢有关的生化指标

骨形成	骨吸收
血清	血浆与尿液
1. 总碱性磷酸酶(TALP)和骨碱性磷酸酶(BALP)	1. 抗酒石酸盐酸性磷酸酶(TRAP)
2. 骨钙素(osteocalcin, OCN)	2. γ-羧谷氨酸(γ-carboxyglutamic acid, GLA)
3. I 型前胶原羧基端前肽(PICP)	3. I 型胶原交联羧基末端肽(type I collagen cross-linked ctelopcptide, ICTP)
4. 骨粘连蛋白(osteonectin)	4. 尿总及游离羟脯氨酸(HOP)
5. 骨唾液酸蛋白(bone specific sialoproteins, BSP)	5. 尿羟赖氨酸糖苷(HOLG)
6. 骨蛋白聚糖(bone protcoglycans, BPG)	6. 胶原吡啶交联(pyridinoline, Pyr)及脱氧胶原吡啶交联(D-Pyr)
7. 基质 γ-羧谷氨酸蛋白(matrix GLA protein, MGP)	7. I 型胶原交联氨基末端肽(type I collagen cross-linked telopeptide, NTX)
8. α_2-HS 糖蛋白(α_2-HS glycoprotein)	8. 尿钙与肌酐比值(Ca/Cr)
9. 骨特异性磷蛋白(bone specific phosphoprotein)	

1. 血清总碱性磷酸酶(TALP 或总 ALP)和骨碱性磷酸酶(BALP) TALP 和 BALP 是最常用的评价骨形成和骨转换的指标。TALP 由骨、肝、肠、肾、胎

盘和 Rcgan、Nagao 等同工酶组成,因此特异性不强。血清中 ALP 有 50% 来源于骨。BALP 由成骨细胞分泌,半衰期为 1~2 天;另一主要来源是肝,而来源于小肠者仅占百分之几,半衰期为 1 小时;来源于胎盘的 ALP 半衰期为 7 天。

以对硝基苯磷酸盐作底物时血清 TALP 的参考值:婴儿为 50~165U/L,儿童为 20~150U/L,成人为 20~75U/L。采用聚丙烯酰胺凝胶电泳和热失活法可测定 BALP。为了提高 ALP 检测的灵敏性和特异性,目前获得成功的是用单克隆抗体来识别 BALP,如健康成人(20~79 岁)BALP 为(11.8 ± 4.3)μg/L(n=478)。Delmas 发现,绝经后妇女 BALP 比 TALP 明显增高;福田明夫等发现,绝经后妇女腰椎(L_2~L_4)骨矿物质含量与血清 ALP 呈负相关。

BALP 与 TALP 增高见于佝偻病、软骨病、甲状腺功能亢进症(简称甲亢)、甲状旁腺功能亢进症(简称甲旁亢)、骨转移癌、佩吉特病(畸形性骨炎)、氟骨症及各种肝病患者;肝胆管疾病时 TALP 增高,BALP 正常;骨折与高转换率的骨质疏松症患者,其改变与尿 HOP 呈正相关。BALP 可用于骨转移癌患者病程和治疗效果的监测。

2. **血清骨钙素**(osteocalcin,OCN;bone Gla protein,BGP) OCN 由成骨细胞合成,占非胶原蛋白总量的 15%~20%。完整骨钙素由 49 个氨基酸组成,含有 3 个(17 位、21 位和 24 位)依赖于维生素 K 的 γ- 羧谷氨酸;其高分子形式分子量为 9.0kD、占 80%,低分子形式分子量为 5.8kD、占 20%。骨钙素是骨钙素基因转录和表达的产物。人的完整 OCN 可以用胰蛋白酶水解成 3 个片段,即 N 末端(1~19 氨基酸)、中段(20~43 氨基酸)和 C 末端(44~49 氨基酸)。

Garnero 等采用双位点免疫放射法(IRMA)和放射免疫法(RIA)分别测定了 309 名 20~90 岁健康成人血清骨钙素的正常参考值,分别为(23.3 ± 10.5)ng/ml 和(7.5 ± 3.4)ng/ml。积水潭医院生化研究室采用丹麦 OSTEOMETER A/S Intact Ostecalcin(ELISA)试剂盒测定了北京地区 308 名健康人血清 OCN 水平,认为血清 OCN 水平随年龄增长有下降趋势,但女性在绝经后 10 年(51~60 岁)增高。

血清骨钙素增高见于儿童生长期,以及慢性肾功能不全和血液透析、甲旁亢、甲亢、畸形性骨炎、骨折、高转换率骨质疏松症、成骨不全、转移癌及低磷血症抗维生素 D 佝偻病患者。血清骨钙素降低见于长期使用糖皮质激素治疗、肝病、甲减、甲旁减患者及孕妇。

3. **血清 I 型前胶原展开肽**(procllagen I extension peptide)**或 I 型前胶原羧基端前肽**(carboxyterminal propeptide of type I procollagen,**PICP**) I 型胶原是骨组织中唯一的胶原。前胶原在成骨细胞中合成,其氨

基端和羧基端向前延伸成较大的蛋白质分子 I 型胶原的前体——羧基端前肽,实际上不是肽,而是一种不均一的三聚体蛋白,由两个前 α_1(I)链和 1 个前 α_2(I)链组成,通过两个硫键连接成一个球形糖蛋白;其未还原组分的分子量为 100kD,还原组分的分子量为 30kD。

血清中 PICP 的水平是反映成骨细胞活动和骨形成以及 I 型胶原合成速率的特异指标,但受肝功能改变的影响;它可以被肝吸收,通过上皮细胞甘露糖受体结合而被清除。成人血清的正常参考范围为 50~200μg/L,婴儿可高达 2 900μg/L,4 岁左右迅速下降,直到青春后期保持在 2 倍于成人的水平,这段时间里 PICP 浓度与生长速率密切相关,血清 PICP 有昼夜差异,前半夜比清晨高 20% 左右。

血清 PICP 增高见于儿童发育期、妊娠最后 3 个月(可增高 2 倍),以及骨肿瘤特别是前列腺转移、畸形性骨炎、酒精性肝炎、肺纤维化患者;腹部外科手术后 1 周和 2 个月时有 2 个明显的峰值;绝经后骨质疏松症患者与年龄匹配的对照组血中 PICP 没有明显改变,但经雌激素治疗 6 个月后可降低 30%。

（三）与骨吸收有关的生化检查

由表 1-8 可见反映骨吸收的生化指标主要有 TRAP、HOP、HOLG 及 Pyr、NTX 等 8 种。

1. **血浆抗酒石酸盐酸性磷酸酶**（tartrate-resistant acid phosphatase,TRAP） 酸性磷酸酶(AP)主要存在于骨、前列腺、溶酶体、红细胞、血小板和脾中。血清中 AP 高于血浆,因凝血中血小板 AP 释放入血所致。TRAP 在酸性环境中发挥作用,因此分离血浆后应立即加入酸性稳定剂,血浆应用肝素作抗凝剂。

TRAP 主要由破骨细胞释放,因而血浆中的 TRAP 水平反映破骨细胞活性和骨吸收的状态。TRAP 可用酶动力学及电泳法测定,以 L- 酒石酸钠作为抑制剂,以 4- 硝基苯磷酸钠盐作为底物测定 TRAP 活性。人血浆 TRAP 参考值为 3.1~5.4U/L。最近发展了放射免疫及酶联免疫疗法。TRAP 增高见于原发性甲旁亢、慢性肾功能不全、畸形性骨炎、骨转移癌、卵巢切除术后及高转换率的骨质疏松症患者。

2. **尿羟脯氨酸**（hydroxyproline,HOP） HOP 是人体胶原蛋白的主要成分,约占 10%~13%。尿中 HOP 50% 来自骨,也有皮肤、补体等来源。尿中排出的 HOP 基本上能反映骨吸收和骨转换的程度,但不特异,胶原降解时可释放出游离 HOP 和 HOP 的寡肽;尿中 95% 以上是以二肽或三肽形式存在,游离 HOP 大部分被肾小管重吸收。

健康人 24 小时尿 HOP 排出量 1~14 岁为 20~180mg（150~137μmol），成人为 15~43mg（114~330μmol），但 24 小时尿 HOP 受饮食影响较大，常采用清晨第 2 次空腹尿，受饮食影响小，取样方便，成人参考值为（16.6 ± 6.6）mg/g 肌酐（n=148）。

尿中 HOP 增高见于儿童生长期、甲旁亢、骨转移癌、畸形性骨炎、高转换率骨质疏松症患者以及骨矿化不良的疾病如佝偻病、软骨病等。

3. 尿羟赖氨酸糖苷（hydroxylysine glycoside，HOLG）　羟赖氨酸是胶原所含的另一种特异氨基酸，它虽然比 HOP 含量少，但由于在骨与软骨组织中半乳糖苷羟赖氨酸（Gal-HL）和葡萄糖半乳糖苷羟赖氨酸（GLU-Gal-HL）的相对比例和总量不同，因此，尿 HOLG 可能是比尿 HOP 更能灵敏地反映骨吸收的指标。尿中 Gal-HL 随年龄增加而增高，对骨质疏松症患者来说，这可能是一个有用的指标。

4. 尿中胶原吡啶交联（Pyr）或 I 型胶原交联氨基末端肽（NTX）　成熟胶原有两种不能还原的吡啶交联，即赖氨酸吡啶并啉（LP，主要存在于骨中，牙质中很少，占成熟胶原的 21%）和羟赖吡啶并啉（HP，存在于软骨和骨中，是成熟交联的主要成分）。吡啶交联是 I 型胶原（骨）、II 型胶原（软骨）分解的标志物。LP 是骨的特异标志物。尿中 HP 和 LP 有 40% 以游离形式存在，60% 以与肽结合的形式存在，因此，尿中 HP 和 LP 是比尿 HOP 更特异和灵敏地反映骨吸收和骨转换的指标。

吡啶交联可用纸层析、HPLC 和酶联免疫方法测定健康人尿 HP 含量为（24 ± 13）pmol/μmol 肌酐，尿 LP 含量为（4.4 ± 3.3）pmol/μmol 肌酐，男女无显著差异。20 世纪 90 年代发展起来的用酶联免疫测定尿中吡啶交联，采用多克隆抗体测定尿中游离吡啶交联（Pyr）和采用单克隆抗体测定尿中总的吡啶交联，即 I 型胶原交联氨基末端肽（NTX），简便、快速，适合临床应用。积水潭医院采用美国 OSTEX 公司的 NTX 试剂盒测定了北京地区 407 名健康人尿中 NTX 含量（pmol BCE/μmol Cr），结果显示：5~10 岁儿童尿中 NTX 含量最高为 365.4 ± 65.4，其次是 11~20 岁年龄组为 133.2 ± 9.8，男性明显高于女性。成年以后男性 21~86 岁 NTX 含量变化不大，为 31.3 ± 4.0；女性 21~50 岁 30.9 ± 3.1，绝经后随年龄增加而增高，51~60 岁为 43.5 ± 2.9，61~70 岁为 50.3 ± 7.8，71~86 岁为 66.6 ± 18.2，表明绝经后骨吸收和骨转换明显增加。

5. 空腹尿钙/肌酐比值（Ca/Cr）　空腹 Ca/Cr 是常用的反映骨吸收的指标。积水潭医院采用清晨第 2 次空腹尿测定尿钙与肌酐比值（Ca/Cr），结果显示成人

Ca/Cr 为（0.093±0.61）mg/mg，绝经后妇女 Ca/Cr 为（0.163±0.111）mg/mg，明显增高。

（四）钙调节激素的有关检查

钙磷代谢和骨重建过程中主要受甲状旁腺激素（PTH）、活性维生素 D 及降钙素（CT）的调节。PTH 主要是促进骨吸收，CT 抑制骨吸收，活性维生素 D 代谢产物具有双向调节作用，它们之间的相互协调，维持了血钙的平衡，保证了骨代谢的正常进行。钙调节激素在血清中的参考值见表 1-9。

表 1-9 血清钙调节激素参考值

钙调节激素		血清中的含量	
25- 羟维生素 D$_3$（夏季）		15~80ng/ml	37~200nmol/L
25- 羟维生素 D$_3$（冬季）		14~42ng/ml	35~105nmol/L
1, 25- 双羟维生素 D$_3$		25~45pg/ml	12~46μmol/L
24, 25- 双羟维生素 D$_3$		1~2ng/ml	
甲状旁腺激素	全片段	10~65pg/ml（美国 Nichols）	
	中段	50~330pg/ml（美国 Nichols）	
	N 端	8~24pg/ml（美国 Nichols）	
	C 端	（286±93）pg/ml（日本荣研公司），21~50 岁	
		（402±85）pg/ml（日本荣研公司），51~70 岁	
降钙素	男	＜36pg/ml（美国 Nichols）	
	女	＜17pg/ml（美国 Nichols）	
	成人	（73.9±5.3）pg/ml（日本荣研公司）	

二、骨密度的测定

精确定量测定骨密度是诊断骨质疏松症的最基本依据。从最早的 X 线片到更加精密的各种骨密度测定仪，都可提供骨质疏松诊断的资料。

（一）X 线骨密度估计方法

通过 X 线片估计骨密度的方法在临床已经应用多年，包括定性、半定量和定量等 3 种。由于受成像物质、X 线机、显定影剂不同及显定影液衰老等的影响，增大了精确度误差，且三维结构成像在二维平面上减弱了敏感性，所以定性方法只有在骨密度改变 30%~50% 以上时才能觉察，精确度误差高达 10%，且一般只做四肢骨密度定量检查。半定量的方法包括骨小梁形态分度法（如股骨颈骨小梁 Singh 指数法、跟骨骨小梁 Jhamaria 分度法、腰椎骨小梁观察法等）、骨皮质厚度法等。定量测量骨密度方法即 X 线光密度仪测量法，既可用于松质骨，也可用于密质骨的测量。对于胸、腰椎楔形指数法，本身是估计骨质疏松引起的压缩性骨折程度的方法，用压缩骨折又可估计骨密度减低，也可以归于骨密度估计的方法。

1. **X 线片肉眼法**　X 线片肉眼法为衡量骨密度的常用方法，依据骨密度和软组织密度的差异、皮质骨大致厚度和骨小梁的粗细和多少判断有无骨密度减低。即使 X 线片的清晰度、细致度、对比度都是优质的，也要骨量丢失30%~50% 以上方可辨认骨密度减低。

2. **骨小梁形态分度法**　在整个骨密度减低过程中，张力线骨小梁往往先于应力线骨小梁的吸收，致使骨密度减低由轻度到重度时的骨小梁变化分布有一个固定的模式，据此可达到分度的目的。

（1）股骨颈骨小梁 Singh 指数法：将股骨近端骨小梁分为 5 组：一级压力骨小梁、一级张力骨小梁、大转子骨小梁、二级压力骨小梁、二级张力骨小梁。除大转子骨小梁外，其他 4 组小梁围成一个三角，即 Ward 三角。大转子骨小梁起自大转子下方，向上行止于大转子上缘，且纤细；一级压力骨小梁由股骨颈内侧皮质略呈弧形延伸至股骨头持重面，小梁粗大且排列紧密；二级压力骨小梁起自小转子部伸向大粗隆及股骨上方；一级张力骨小梁起自大转子下外方皮质，呈平抛物曲线向上内方行走，穿过股骨颈上部，抵达股骨头内缘，是张力线骨小梁中最粗者；二级张力骨小梁起自一级张力骨小梁下外方的皮质，向上内方终止在股骨颈中段（图 1-1）。

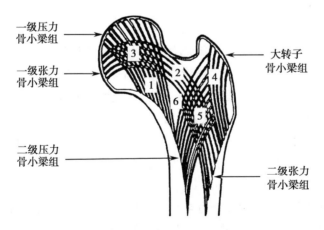

图 1-1　股骨颈骨小梁分组图

以图 1-1 中骨小梁分区编号为依据,骨密度从高到低分为 7 度:

Ⅶ度:6 个区骨小梁密度均匀不减低。

Ⅵ度:第 6 区骨小梁密度减低。

Ⅴ度:第 6、5 区骨小梁密度减低。

Ⅳ度:第 6、5、4 区骨小梁密度减低。

Ⅲ度:第 6、5、4、3 区骨小梁密度减低。

Ⅱ度:第 6、5、4、3、2 区骨小梁密度减低。

Ⅰ度:6 个区的骨小梁密度均减低。

（2）跟骨骨小梁 Jhamaria 分度法:跟骨是全身负重最大的骨之一。根据跟骨骨小梁的形态及分布,可以分为应力线骨小梁和张力线骨小梁两部分。应力线骨小梁又细分为前后两组,前应力线骨小梁从距下关节前方起呈放射状分散达跟骨的前下方皮质;后应力线骨小梁从距下关节面后部向后下分散伸向跟骨后半的皮质。前后两组应力线骨小梁之间仅有少量纤细稀少骨小梁的区域为跟骨窦(不要将正常的跟骨窦区误认为骨质破坏)。跟骨张力线骨小梁以跟骨窦为界分为前组和后组,呈弧形走向,并分别垂直于相应的应力线骨小梁;张力线骨小梁在跟骨结节部皮质下最密集,形成厚达 0.5cm 的近似皮质的高密度区。Jhamaria 根据跟骨各组骨小梁吸收和消失的规律,用骨小梁分度来衡量骨量的变化,共分为 5 度,具体如下:

五度:正常在最高密度,除跟骨窦区骨密度较低外,应力线和张力线骨小梁交叉满布。

四度:在五度的基础上,应力线骨小梁后组中部密度减少,因而应力线后组被分成两个部分。

三度:在四度基础上,后组张力线骨小梁大量减少和消失,仅剩前下少许。

二度:在三度基础上,前后组张力线骨小梁基本消失。

一度:在三度基础上,应力线骨小梁大量减少和消失。

五度、四度为正常,三度为可疑,一度、二度为骨质疏松。

（3）椎骨骨小梁形态分度法:正常椎体的骨小梁纵横紧密交叉。骨密度减低时首先表现在张力线骨小梁(横行骨小梁)减少,因而应力线骨小梁(纵行骨小梁)衬托得更加明显;进一步发展则张力线骨小梁消失,应力线骨小梁变粗,进而应力线骨小梁减少到消失,仅可见椎体的铅笔画样的骨皮质。高田氏报道骨质疏松由轻到重分为 4 度。初期:整个骨密度减低,骨小梁细;一度:横行骨小梁减少,纵行骨小梁明显;二度:横行骨小梁进一步减少,纵行骨小梁变粗;三度:横行骨小梁几乎消失,纵行骨小梁也不明显。1990 年,日本厚生省将本分类简化如下：一度：纵行骨小梁明显；二度：纵行骨小梁变粗；三度：纵行骨小梁也不明显。有人将 X 线分期与双能 X 射线吸收法（DXA）定量测量骨密度进行比较，初期较正常骨密度减少 23.4%，一度减少 37.7%，二度减少 45.5%，三度减少 50% 以上。

3. **皮质厚度法**　1960 年，Barnett 提出用皮质厚度反映骨密度，即以管状骨中点的皮质厚度被该点的横径除的比值表示；之后又有人派生出以皮质面积与骨外径面积的比值表示 $[(D^2-d^2)/D^2]$，也有用某点的皮质厚度表示的，许多管状骨都可以被利用。测量皮质厚度的优点在于，皮质厚度受投照条件、洗片条件和医生熟练程度的影响甚小，因为可重复性好，不同医生测量之间的误差也小；但皮质骨的转换比松质骨慢 8 倍，因而该法的敏感度较低，再者在平片上测量的骨内膜面有时不准确，误差可达 8.3%~8.6%。一般选择测量点以骨的中点为佳，因符合同身寸原则而排除了身材差异的影响，再者该点的松质骨少可以忽略不计，所以该点的全部骨质都藏在皮质内，而松质骨部的骨质则没有全部藏在皮质骨内。

（1）皮质指数法：Barnett 和 Nordin（1960）首先测量了第 2 掌骨中点和股骨中点的皮质指数。

皮质指数 = 骨中点皮质总厚度 / 骨中点横径 ×100%。

Barnett 认为，股骨指数小于 45%、掌骨指数小于 43% 为骨质疏松。表 1-10 列出了常用皮质指数的正常范围。

表 1-10　常用管状骨皮质指数正常范围

作者	骨骼	均值 /$\bar{x}$	标准差 /s	范围 /%
Barnett（1960）	第 2 掌骨	44		32~76
	股骨	46		33~75
Dequeker（1976）	第 2 掌骨（女）	65		
	第 2 掌骨（男）	57		
Czerwinski（1978）	桡骨中点	65	+6.9	
	胫骨中点	55	+8.7	
杨定焯（1986）	胫骨中点（＜59 岁）			
	（男）	43	+5.5	
	（女）	44	+5.7	
	锁骨中点（男）	51	+10	
	锁骨中点（女）	59	+9	

（2）皮质厚度法：骨皮质的绝对厚度，每个骨不同，可以差几倍，一般大的骨皮质厚度大，小的骨皮质厚度较小，如股骨和掌骨。由于无松质骨区全部骨质都藏在皮质骨内，一般以测量无松质骨区的皮质厚度较为可靠，常取管状骨中点作为测量部位。常用部位皮质厚度的正常值参见表1-11、表1-12。

表1-11 桡骨、第3掌骨、胫骨皮质厚度分布 mm

作者	骨骼	男		女	
		30~39 岁	40~49 岁	30~39 岁	40~49 岁
Meema （1972）	桡骨（距近端3个 桡骨头横径处）	7.12 ± 0.73		6.02 ± 0.66	
杨定焯	第3掌骨中点	4.48 ± 0.60	4.50 ± 0.55	4.48 ± 0.77	4.26 ± 0.67
	胫骨中点	10.53 ± 1.40		9.85 ± 1.37	

表1-12 Rush 锁骨中点皮质厚度分布 mm

组别	60 岁以上				60 岁以下			
	男		女		男		女	
	均值	标准差	均值	标准差	均值	标准差	均值	标准差
对照组 （无骨折）	6.42	1.71	6.43	1.23	5.73	1.27	5.14	1.23
压缩骨折组	4.00	0.87	3.62	0.48	3.47	0.89	3.35	0.57

4. X线光密度法——定量骨密度测量法 1973 年，Stien 用象牙与被测肢体一同照 X 线片，企图得到体内骨的比较密度，由于未能解决软组织重叠对骨密度的影响问题而未获成功。1951 年，Ardan 首次证明骨丢失 30%~40% 在 X 线片上还不能确定。1955 年，Lachman 认为骨矿物质丢失 30%~50% 以上在 X 线片上才能辨认。在肉眼细致辨别骨密度无能为力的情况下，光密度仪测量法是 X 线片唯一的骨密度定量测量法，可以把骨矿物质含量（骨密度）定量为 g/cm 和 g/cm^2。其基本点是用已知密度的物质作标准体，通过密度比较求出与骨密度相当的标准体的克数为骨密度。最初充当标准体的物质有象牙、动物骨、钙化物、铝、铝合金、铜、K$_2$HPO$_4$，其中以 K$_2$HPO$_4$ 和铝合金为最佳材料。

（1）定点测量法：由 Keane（1959）所用，以测量松质骨为主的骨密度为好。

先用光密度仪的探头测量某松质骨区的光密度平均值 D（一般在一个小范围内测 5 个点的光密度值，取平均值），然后用光密度仪的探头在 X 线片的铝楔上找到等于光密度为 D 的点，该点铝楔厚度的毫米数乘以 130，等于相应点的松质骨区的骨矿物质含量或骨密度（因为测量区铝楔在 $1cm^2$ 面积上每 $1mm$ 厚的铝楔质量为 130mg）。

（2）扫描测量法：本法对扫描仪的要求更高，测量结果的精确度和准确度都高于上法。1976 年，Wing 用 LC4 硬合金铝制作成标准铝楔，厚 5.0~10.0mm，宽 10.0mm，长 100mm，照片的方法同上，用更为精密的光密度扫描仪；光密度扫描仪探头的光点横越 X 线片上的骨影，扫描区不论在密质骨区或松质骨区均可以，一般按同身寸原则定点的可比性更强，如掌骨的中点，求得光密度积分值为 W，再由薄端向厚端扫描 X 线片上的标准铝（也可以作成铝片），直至在铝楔上的光密度积分等于 W 则停止扫描，此时在铝楔上扫描的总长度上铝的质量就是骨矿物质含量（LC4 硬合金铝的质量为 $2.908g/cm^2$）。

（二）单光子诊断技术

1963 年，Cammeron 和 Soremson 提出了单光子 γ 射线吸收法（single photon absorptiometry，SPA）测定骨密度。该方法设备简单，价格低廉，适用于流行病学普查。SPA 法利用骨组织对放射物质的吸收与骨矿物质含量成正比的原理，以放射性同位素为光源来测定人体四肢骨的骨矿物质含量。一般选用部位为桡骨和尺骨中远 1/3 交界处（前臂中下 1/3）作为测量点，右手为主的人测量左前臂，"左撇子"测量右前臂。与前述的 X 线骨密度估计法相比，主要区别在于：①穿透骨的光子束直接被计数器测量；②光子束基本是单一波长；③光子束和探头是非常准直的；④充分估计了骨周围软组织的影响。

（三）双能 X 射线吸收法

双能 X 射线吸收法（DXA）是目前使用的发展最完善、最可靠、最普及的骨密度测量方法，是"金标准"和"参考标准"，主要用于骨质疏松症的筛查、诊断、骨折风险评估、临床康复及药物疗效评定等；主要是利用 X 线通过不同介质时衰减存在差异的原理，对人体骨矿物质含量、骨密度进行无创性测量，并通过系统计算和比对，从而产生 T 值。在 DXA 的临床使用过程中，必须了解本设备诊断标准的适用范围和局限性；不同的设备制造商及适应的检测人群、人种等，所使用的参照数据库、比对方法是不一致的。DXA 诊断标准采用的是 T 值，而 T 值的结果取决于不同 DXA 仪所设定的正常参考数据库（也是有区别的）。再者，DXA 是平面投影技术，测量的是面积骨密度，测量结果受到被测部位骨质增生、骨折、骨外组织钙化和位置旋转等影响，尤其在老年人群中，这种差异尤为突出，往往出现 DXA 检测结果与其他骨密度测定法检测结果不一致的情况。

（四）定量 CT 检查技术

定量 CT（quantitative computed tomography，QCT）能精确选择特定部位的骨测量骨矿密度，能分别评估皮质骨和海绵骨的骨矿密度。尽管全身骨量的 80% 位于皮质骨内，而海绵部小梁骨只含 20%，但海绵骨的高表面容积比决定了该部位具有高骨代谢转换率，且该部位的骨转换率比皮质骨高约 8 倍。因此，海绵骨对各种代谢刺激的反应要比皮质骨敏感得多。临床上，骨质疏松引发的骨折常位于脊柱、股骨颈和桡骨远端等富含海绵骨的部位，运用 QCT 能分别观测这些部位的骨矿物质变化，定量 CT（QCT）也能分别检查桡骨远端不同区域的骨密度，使 QCT 研究这些部位骨密度与骨折的关系成为可能。由于 QCT 的测量不受相邻组织的影响，且其测量结果具有较高的敏感性和准确性，也具有较高的重复精度，使其在骨质疏松的研究领域占有重要的地位和具有独特的作用。

（五）超声诊断技术

超声波骨密度测定装置借助超声波传导速度和超声波衰减系数作为参数对骨折的危险因素进行评价，所测定的指标和前述骨密度测定值从性质上是不同的。超声波骨密度测定法不仅可以提供反映骨量的指标，而且可以对骨结构进行评价。定量超声（QUS）已经成功应用于很多不同的情况，美国食品药品监督管理局（FDA）已经肯定了骨的 QUS 在骨质疏松和相关骨折方面的诊断价值。本法适用的常用检测部位为跟骨、胫骨和指骨。因为无辐射、操作简单，QUS 正变得越来越普遍，现在成为了广泛应用的筛查试验，但还不能完全代替 DXA 对腰椎和髋的测量。需要强调的是，QUS 下手指的正常值不能排除其他部位如脊柱或髋关节存在严重骨质疏松的可能；相反，如果指骨显示出骨质疏松的值，应被认为是全身骨质疏松的表现，此时应进行腰椎和 / 或髋部的 DXA 测定，明确有无骨质疏松及世界卫生组织（WHO）分级。

三、骨质疏松症的诊断

骨质疏松症的诊断基于全面的病史采集、体格检查、骨密度测定、影像学检查及必要的生化测定，目前主要基于 DXA 骨密度测量结果和 / 或脆性骨折。临床上诊断原发性骨质疏松症应包括两方面：确定是否为骨质疏松症和排除继发性骨质疏松症。根据 WHO 制定的骨密度（BMD）测定，低于正常人平均骨量的 2.5SD（标准差值）为骨质疏松。骨密度通常用 T 值（T-Score）表示，T 值 =（实测值 – 同种族同性别正常青年人峰值骨密度）/ 同种族同性别正常青年人峰值骨密度的标准差。基于 DXA 测量的中轴骨（第 1~4 腰椎、股骨颈或全髋）骨密度或桡骨远端 1/3 骨密度对骨质疏松症的诊断标准是 T 值≤ –2.5。骨密度值低于同性别、同种族健康成人的骨峰值 1 个标准差及以内属正常；降低 1~2.5 个标准差为骨量低下（或低骨量）；降低等于和超过 2.5 个标准差为骨质疏松；骨密度降低程度符合骨质疏松诊断标准，同时伴有一处或多处脆性骨折为严重骨质疏松。在此基础上根据《浙江省中医药防治原发性骨质疏松症分级诊疗专家共识（2017）》骨质疏松症分级标准以及浙江省中医药防治重大疾病攻关项目"中医药综合防治原发性骨质疏松症的临床研究"，分为轻度、中度、重度，具体分度标准如下：①骨量减少：骨量减少在 1~2.5SD；②轻度骨质疏松症：骨量减少在 2.5~3SD；③中度骨质疏松症：骨量减少在 3~4SD；④重度骨质疏松症：骨量减少至少在 4SD 以上或≤ –2.5SD，并发生一处或多处骨折。

四、骨质疏松症的鉴别诊断

骨质疏松症患者会出现腰背骨痛，脊柱变形，甚至发生骨质疏松性骨折等后果。骨质疏松可由多种病因导致。在诊断原发性骨质疏松症之前，一定要重视和排除其他影响骨代谢的疾病，以免发生漏诊或误诊。需详细了解病史，评价可能导致骨质疏松症的各种病因、危险因素及药物，特别强调部分导致继发性骨质疏松症的疾病可能缺少特异的症状和体征，有赖于进一步辅助检查。鉴别诊断需要做的基本检查包括骨骼 X 线片，血、尿常规，肝、肾功能，钙、磷、碱性磷酸酶、性激素、25- 羟维生素 D、甲状腺激素和血清蛋白电泳等。需要鉴别的病因主要包括：影响骨代谢的内分泌疾病（甲状旁腺疾病、性腺疾病、肾上腺疾病和甲状腺疾病等），类风湿关节炎等免疫性疾病，影响钙和维生素 D 吸收和代谢的消化系统和肾脏疾病，神经肌肉疾病，多发性骨髓瘤等恶性疾病，多种先天和获得性骨代谢异常疾病，长期服用糖皮质激素或其他影响骨代谢药物等。

（陈 华 陈智能）

第七节 骨质疏松症的危险因素及风险评估

一、主要相关危险因素

骨质疏松症是一种受多重危险因素影响的复杂疾病,包括增龄、不健康生活方式、疾病、药物等。其主要危险因素表现在以下几个方面。

1. **增龄的影响** 年龄是骨质疏松症危险因素中最危险的因素,也是一个客观因素。随着年龄的增长,机体各系统功能逐渐开始衰退,运动量相对减少、体能下降、接受光照不足、胃肠道功能持续缓慢下降、营养原料及无机质等吸收减少,机体钙、磷及维生素 D 吸收、合成减少,骨代谢平衡紊乱;增龄过程中成骨细胞功能呈进行性衰退,并呈现生长活力降低、基质合成能力下降和对激素或细胞因子反应性减弱等特点,决定了增龄时骨形成是降低的;增龄过程中破骨细胞功能出现二次活跃,其中第二次的短暂激活出现于骨衰退早期,提示骨吸收是增强的,并且随着年龄的增长,甲状腺激素和甲状旁腺激素的血浆浓度出现变化,对骨代谢也会产生影响;还有一个主要的原因是,随着年龄的增长,体内激素水平的变化也可导致骨质流失,卵巢功能会逐渐降低,尤其是性激素水平的下降和肾上腺皮质素的相对增加都会对骨质的重建产生负面影响,会导致骨密度的减少,骨质疏松症的患病率增加。

2. **不健康的生活方式** 从某种意义上来说,骨质疏松是一种生活方式相关性疾病。不健康的生活方式对骨量和骨质量的影响已经得到广泛的认可,主要包括体力活动少、过量饮酒和吸烟、饮过多含咖啡因的饮料、营养失衡、蛋白质摄入不足、钙和 / 或维生素 D 缺乏、高钠饮食、低体质量、每日静坐时间久、长期卧床等。

3. **疾病** 老年性骨质疏松症是一种全身性疾病,与以下疾病密切相关:冠心病、高脂血症等心血管疾病;内分泌系统疾病如甲状旁腺功能亢进症、垂体前叶功能减退症、早绝经(绝经年龄 < 40 岁)、库欣综合征、性腺功能减退症、糖尿病(1 型及 2 型)、甲状腺功能亢进症、神经性厌食、雄激素抵抗综合征、高钙尿症等;呼吸系统疾病如慢性阻塞性肺疾病(COPD)、慢性支气管炎、肺气肿等;风湿免疫性疾病如类风湿关节炎、系统性红斑狼疮、强直性脊柱炎等,血液系统疾病如多发性骨髓瘤、白血病、淋巴瘤、单克隆免疫球蛋白病、血友病、镰状细胞贫血、系统性肥大细胞增多症、珠蛋白生成障碍性贫血等;神

经肌肉系统疾病如癫痫、肌萎缩、帕金森病、脊髓损伤疾病等；其他如慢性代谢性酸中毒、终末期肾病、器官移植后、结节病、特发性脊柱侧凸、抑郁症、肠外营养、淀粉样变、艾滋病、炎性肠病、胃肠道旁路或其他手术、原发性胆汁性肝硬化、胰腺疾病、乳糜泻等。

4. **药物**　药物因素也是骨质疏松症发生的主要相关危险因素之一，相关资料均得到临床验证，其中糖皮质激素类最为显著，其他药物也或多或少影响骨代谢，如肿瘤化疗药等。

二、继发性骨质疏松症的病因

继发性骨质疏松症是由于疾病、药物、器官移植等原因所致的骨量减少、骨微结构破坏、骨脆性增加和易于骨折的代谢性骨病。引起继发性骨质疏松症的病因很多，临床上以内分泌代谢疾病、结缔组织疾病、肾脏疾病、消化道疾病和药物所致者多见。内分泌代谢疾病：甲状旁腺功能亢进症、库欣综合征、性腺功能减退症、甲状腺功能亢进症、垂体泌乳素瘤、糖尿病（主要见于1型糖尿病及2型糖尿病）、腺垂体功能减退症等。结缔组织疾病：系统性红斑狼疮、类风湿关节炎、干燥综合征、皮肌炎、混合性结缔组织病等。多种慢性肾脏疾病导致肾性骨营养不良。胃肠疾病和营养性疾病：吸收不良综合征、胃肠大部切除术后、慢性胰腺疾病、慢性肝脏疾患、营养不良症、长期静脉营养支持治疗等。血液系统疾病：白血病、淋巴瘤、多发性骨髓瘤、戈谢病（俗称高雪病）和骨髓异常增殖综合征等。神经肌肉系统疾病：各种原因所致的偏瘫、截瘫、运动功能障碍、肌营养不良、僵人综合征和肌强直综合征等。长期制动或太空旅行。器官移植术后。药物及毒物：糖皮质激素、免疫抑制剂、肝素、抗惊厥药、抗癌药、含铝抗酸剂、甲状腺激素、慢性氟中毒、促性腺激素释放激素激动剂或肾衰竭用透析液等。临床医师应重视骨质疏松症的病因诊断，对原发性甲状旁腺功能亢进高钙血症期、其他原因高钙血症、肿瘤性溶骨、维生素D中毒、急性肾功能不全、肾上腺皮质功能不全、结节病等所致骨质疏松症，以及骨质疏松症伴肾结石、高钙尿症、骨软化症、低磷酸盐血症时，要探究病因，不应单纯地对症处理。

三、可能减少骨量的药物

糖皮质激素性骨质疏松症在药物导致的骨质疏松症中最为常见。糖皮质激素被广泛用于慢性非感染性炎性疾病（包括结缔组织病）、过敏性疾病及器官移植，而骨质疏松为其最严重的副作用之一，即使生理剂量的糖皮质激素也可引起骨丢失。其他可能引起骨量减少的药物有抗癫痫药、芳香化酶抑制剂、促性腺激素释放激素类似物、肿瘤化疗药、质子泵抑制剂、甲状腺激素、噻唑烷二酮类胰岛素增敏剂、抗凝剂（肝素）、铝剂（抑酸剂）、选择性 5- 羟色胺再摄取抑制剂、抗病毒药、环孢素 A、他克莫司等。

四、骨折的危险因素

骨质疏松症是一种常见却十分隐蔽的疾病。防治骨质疏松症的根本目标是预防骨折。影响骨质疏松的相关危险因素也是骨质疏松性骨折的危险因素。跌倒是骨质疏松性骨折的独立危险因素。跌倒的危险因素包括环境因素和自身因素等，因此应重视对环境因素如光线昏暗、路面湿滑、地面障碍物、地毯松动、卫生间未安装扶手等，以及自身因素如年龄增大、肌少症、视觉异常、感觉迟钝、神经肌肉疾病、缺乏运动、平衡能力差、步态异常、既往跌倒史、维生素 D 不足、营养不良、心脏疾病、体位性低血压、抑郁症、精神和认知疾患、药物（如安眠药、抗癫痫药及治疗精神疾病药物）等跌倒相关危险因素的评估和干预。血清骨代谢生化指标检测是一种无创、灵敏度高的检测方法，可以早期预测骨折风险。世界公认的预测骨质疏松性骨折发生风险的敏感标志物包括血清 I 型前胶原氨基端肽（PINP）和 β-CT，而血清高水平 NF-κB 受体激活蛋白配体（RANKL）是预测绝经后骨质疏松性骨折的危险因子。国际公认的简易骨质疏松风险评估工具包括国际骨质疏松基金会（IOF）推荐的骨质疏松症风险一分钟测试题和亚洲人骨质疏松自我筛查工具（OSTA）；鉴于 DXA 的前述局限性，国际专家提出了骨折风险评价（fracture risk assessment, FRAX）方法。FRAX 主要是综合考虑骨密度、年龄、身高、体重和骨质疏松危险因子等参数，可以更为准确地诊断与评估骨质疏松。

（陈智能）

第八节 中医学对骨质疏松症的认识

一、骨质疏松症的古代中医文献概述

骨质疏松症属于西医学病名，并没有明确的中医病名与其对应。在"骨痿""骨痹""腰痛""骨缩""骨枯""虚劳""骨折"等中医病名下，记载的一些症状与骨质疏松症比较相似，值得临床参考。通过综合研究，古代中医文献的相关

内容集中体现在对骨质疏松症病因病机的认识上,当然也包括辨证论治的相关内容。本文将上述内容予以整理,以期为提高骨质疏松症临床疗效提供参考。

（一）古代文献对类似骨质疏松症中医命名的界定

1. **先秦、秦汉时期,奠定了对类似骨质疏松症的症状、病因、病性、病位认识** 《黄帝内经》记载的"骨痿""骨枯"相关症状与骨质疏松症极为相似。《素问·上古天真论》曰:"女子七岁,肾气盛,齿更发长。二七而天癸至,任脉通,太冲脉盛,月事以时下,故有子。……六七,三阳脉衰于上,面皆焦,发始白。七七,任脉虚,太冲脉衰少,天癸竭,地道不通,故形坏而无子也。丈夫八岁,肾气实,发长齿更。二八,肾气盛,天癸至,精气溢泻,阴阳和,故能有子。……五八,肾气衰,发堕齿槁。六八,阳气衰竭于上,面焦,发鬓颁白。七八,肝气衰,筋不能动,天癸竭,精少,肾脏衰,形体皆极。八八,则齿发去。肾者主水,受五脏六腑之精而藏之,故五脏盛,乃能泻。今五脏皆衰,筋骨解堕,天癸尽矣。故发鬓白,身体重,行步不正,而无子耳。"此段经文描述了骨的生理变化与肾气盛衰的关系,指出天癸绝而筋骨衰。其中所述的"形坏""筋骨解堕""身体重""行步不正"与骨质疏松症的症状极为相似。据此,可以认为当女子六七四十二、男子六八四十八以后,"发始白""形坏""筋骨解堕""身体重""行步不正"等与骨质疏松症相类似的体征、症状逐步显露出来。

《素问·痿论》曰:"肾者水脏也,今水不胜火,则骨枯而髓虚,故足不任身,发为骨痿。"又曰:"肾气热,则腰脊不举,骨枯而髓减,发为骨痿。"可以看出,绝经或年老后,由于体质因素、疾病影响、摄生不当、外感大热、远行劳倦等原因,造成以肾阴亏损、肾精耗竭为主的病理改变,并逐渐发展为髓减骨枯、足不任身的骨痿病证,其病机与现代中医所述骨质疏松症有一致的方面。

《灵枢·经脉》曰:"足少阴气绝则骨枯。""骨枯"相当于肾精耗竭,与骨质疏松症的病机相近。

2. **晋隋唐时期,丰富了骨质疏松症相关症状认识并发展了其病名范围** 晋、隋、唐时期,医家们丰富了骨质疏松症相关症状的论述,所述"骨极""痿痹之病"的症状与骨质疏松症的症状相近。隋代巢元方《诸病源候论·虚劳病诸候》曰:"夫风寒湿三气合为痹。病在于阴,其人苦筋骨痿枯,身体疼痛,此为痿痹之病,皆愁思所致,忧虑所为。诊其脉,尺中虚小者,是胫寒痿痹也。"

唐代孙思邈论述的"骨极"与现代文献所述骨质疏松症的临床表现如足跟痛、不能久站立相一致。《备急千金要方·肾脏方》云:"骨极者,主肾也,肾应骨,骨与肾合。……若肾病则骨极,牙齿苦痛,手足疼疼,不能久立,屈伸不利。"

3. **宋金元时期，进一步描述类似骨质疏松症的症状，初步形成了统一的中医病名——骨痿**　宋代窦材《扁鹊心书》提到了骨缩病："此由肾气虚惫，肾主骨，肾水既涸则诸骨皆枯，渐至短缩，治迟则死。须加灸艾，内服丹附之药，非寻常草木药所能治也（凡人年老，逐渐矬矮，其犹骨缩之病乎）。"可见，骨缩病是由肾气虚、肾水干涸导致骨骼逐渐萎缩，人之身高逐渐变矮的一种现象。骨缩是一种老年常见生理现象，在无外邪侵袭时可无明显疼痛，故多不求治。在有外邪侵犯求治时，施治者又常将其归入痹证，因而骨缩病在中医古籍中未被单独列为一种病证加以讨论，多种情况下作为腰痛、腰腿痛的一个证候类型，或作为衰老的一种临床表现对待。

宋代陈直《养老奉亲书·冬时摄养》云："高年阳气发泄，骨肉疏薄，易于伤动，多感外疾，惟早眠晚起，以避霜威。"《养老奉亲书·春时摄养》云："缘老人气弱、骨疏，怯风冷，易伤肌体。"陈直对"骨肉疏薄"的描述与现代对骨质疏松症的认识极为相似。

宋金元医家认为五脏气衰、年老肾衰所致的"骨痿"与骨质疏松症病名最为接近。《全生指迷方》曰："沉而微，五脏气衰，骨痿不能起。"元代朱震亨《格致余论》曰："比及五十，疾已蜂起。气耗血竭，筋柔骨痿。"《圣济总录》曰："肾脏虚损，骨痿羸瘦者，盖骨属于肾，肾若虚损，则髓竭骨枯，阳气既衰，身体无以滋养。所以骨痿、肌肤损削而形羸瘦也。经曰骨者髓之府。不能久立，行则振掉，骨将惫矣。此之谓也。"

4. **明清时期，对类似骨质疏松症中医病名的认识逐步清晰**　明清医家对骨质疏松症的发病年龄、症状描述、病因病理及病程发展认识逐步清晰，骨质疏松症的中医病名趋于"骨痿"。

明代张介宾《景岳全书》曰："肾水绝则木气不荣，而四肢干痿，故多怒，鬓发焦，筋骨痿。"又云："腰痛证，凡悠悠戚戚，屡发不已者，肾之虚也。……劳动即痛者，肝肾之衰也。……予见房室劳伤肾气，腰脊兼痛，久则髓减骨枯，发为骨痿者有矣，岂直腰痛已哉，养生君子不可以不慎于斯也。""若经候微少，渐渐不通，手足骨肉烦疼，日渐羸瘦，渐生潮热，其脉微数，此由阴虚血弱，阳往乘之，少水不能减盛火，火逼水涸，耗亡津液。治当养血益阴，慎毋以毒药通之，宜用柏子仁丸、泽兰汤。"张介宾所述肾水绝的绝经期症状与骨质疏松症相似，所述肾虚导致的"悠悠戚戚，屡发不已"的腰痛症状及"久则髓减骨枯，发为骨痿"与骨质疏松症极为相似。

明代龚廷贤《寿世保元》曰："肾主督脉，督脉者行于脊里，肾坏则督脉虚，故令腰脊不举。骨枯髓减者，枯涸之极也。肾主骨，故曰骨痿。"

从历代医家描述中可以看到，无论是骨痿、骨枯、骨极、骨痹，其临床表现主要是"骨乏无力，足不任身"，即足部无力支撑身体，这与西医学所云骨质疏松症似乎有些距离。我们还不能找到与骨质疏松症相对应的中医病名，但是能肯定的是，骨痿的病机最近似于骨质疏松症，从内部一致性上"骨痿"能够体现骨质疏松症特性。

（二）古代文献对类似骨质疏松症病因病机的认识源流

通过系统梳理古代医籍关于类似骨质疏松症的文献，认为古代医家对类似骨质疏松症病因病机的认识发展大约经历以下4个阶段。

1. **先秦、秦汉时期，对类似骨质疏松症的病因病机有了初步认识**　马王堆汉墓帛书中提到："凡彼治身，务在积精……虚实有常，慎用勿忘，勿困勿穷，筋骨凌强。"该段文字强调了筋骨的强弱与精气有关，精盛则筋骨强健。在《黄帝内经》中，提出了"骨痹""骨痿""腰背痛"的基本概念，并对其病因病机有了初步认识。

《素问·五脏生成》对肾、肝与骨的生理进行了论述，认为"肾之合骨也，其荣发也，其主脾也"。《素问·宣明五气》曰："五脏所主：心主脉，肺主皮，肝主筋，脾主肉，肾主骨，是谓五主。"《素问·解精微论》曰："髓者骨之充也。"《素问·阴阳应象大论》云："北方生寒，寒生水，水生咸，咸生肾，肾生骨髓，髓生肝。"结合前述《素问·上古天真论》的相关论述，《黄帝内经》从人的生长壮老角度论述了骨的生长发育规律。

《素问·痿论》对肾、肝与骨的病理进行了论述，认为："肾者水脏也，今水不胜火，则骨枯而髓虚，故足不任身，发为骨痿"；"肾气热，则腰脊不举，骨枯而髓减，发为骨痿"。《素问·上古天真论》云："肝气衰，筋不能动。"阐明了肾与骨、髓与骨、肝与骨之间的生理关系，为指导临床辨证论治提供了理论依据。

脾与骨的生理病理：《灵枢·决气》云："谷入气满，淖泽注于骨。"《灵枢·本神》曰："脾气虚则四肢不用。"《素问·太阴阳明论》曰："今脾病不能为胃行其津液，四支不得禀水谷气，气日以衰，脉道不利，筋骨肌肉，皆无气以生，故不用焉。"

外邪导致骨病：《素问·长刺节论》曰："病在骨，骨重不可举，骨髓酸痛，寒气至，名曰骨痹。"《素问·痹论》云："骨痹不已，复感于邪，内舍于肾。"

《黄帝内经》奠定了"肾主骨"的基础理论，认为骨质疏松症与肾气热、肾阴虚、肝气衰、脾气虚和外邪侵袭相关。

2. **晋隋唐时期，类似骨质疏松症的病因病机理论形成**　隋代巢元方《诸病源候论》系统全面论述了骨质疏松症的病因病机，丰富了肾主骨理论。

　　《诸病源候论·五脏六腑病诸候》曰："五谷五味之津液悉归于膀胱，气化分入血脉，以成骨髓也。"《诸病源候论·腰背病诸候》曰："肾主腰脚。肾经虚损，风冷乘之，故腰痛也。"又曰："凡腰痛有五：一曰少阴，少阴申也，七月万物阳气伤，是以腰痛。二曰风痹，风寒著腰，是以痛。三曰肾虚，役用伤肾，是以痛。四曰腎腰，坠堕伤腰，是以痛。五曰寝卧湿地，是以痛。"

　　《诸病源候论》论述了肝、肾、外邪与骨的关系。《诸病源候论·虚劳病诸候》曰："肝主筋而藏血，肾主骨而生髓。虚劳损血耗髓，故伤筋骨也。"又曰："夫风寒湿三气合为痹。病在于阴，其人苦筋骨痿枯，身体疼痛，此为痿痹之病。"

　　《诸病源候论》论述了病久不愈导致骨髓空虚。《诸病源候论·注病诸候·骨注候》曰："注者住也，言其病连滞停住，死又注易傍人也。凡人血气虚，为风邪所伤，初始客在皮肤，后重遇气血劳损，骨髓空虚，遂流注停滞，令人气血减耗，肌肉消尽……柴瘦骨立，故谓之骨注。"这与西医学对骨质疏松症的认识有相似之处。巢元方进一步阐述肝、脾、外邪与骨质疏松的关系，还提出了病久不愈导致骨髓空虚的观点。

　　孙思邈丰富了肾虚和外邪导致骨质疏松症的理论认识。《备急千金要方·肾脏方》曰："骨虚者，酸疼不安，好倦。骨实者，苦烦热。凡骨虚实之应，主于肾膀胱，若其脏腑有病，从骨生，热则应脏，寒则应腑。"又曰："骨极者，主肾也，肾应骨，骨与肾合。……若肾病则骨极，牙齿苦痛，手足疼疼，不能久立，屈伸不利。"孙思邈的论述与现代文献描述骨质疏松症的临床表现如足跟痛、不能久站久立相一致。

　　3. 宋金元时期，类似骨质疏松症的病因病机理论发展　宋代以后，各医家对骨质疏松症病因病机的认识更加丰富，充实了肾主骨理论，强调了肾肝脾虚损和外邪导致骨病，还认为骨病的成因是一个渐进缓慢的过程，属于当今慢性病范畴。

　　宋代陈直第一次提出了近似于现代骨质疏松症定义的名词"骨肉疏薄"。《养老奉亲书·春时摄养》曰："缘老人气弱、骨疏，怯风冷，易伤肌体。"《养老奉亲书·冬时摄养》曰："高年阳气发泄，骨肉疏薄，易于伤动，多感外疾，惟早眠晚起，以避霜威。""骨肉疏薄"的描述与现代对骨质疏松症的认识更为相似，认为人进入老年之后，气血渐衰，真阳气少，易于动伤，与骨质疏松症现代临床研究证实肾阳虚证居首位并易骨折的认识基本一致。

　　宋代窦材《扁鹊心书》云："骨缩病：此由肾气虚惫，肾主骨，肾水既涸则诸骨皆枯，渐至短缩。"这与西医学认为骨质疏松症有身高变矮的描述极其相似。

李东垣《脾胃论·脾胃胜衰论》云："脾病则下流乘肾，土克水，则骨乏无力，是为骨蚀，令人骨髓空虚。"《活法机要·虚损证》云："虚损之疾……自下而损者，一损损于肾，故骨痿不能起于床；二损损于肝，故筋缓不能自收持；三损损于脾，故饮食不能消克也。故心肺损则色弊，肝肾损则形痿，脾胃损则谷不化也。"明确提出肾、肝和脾虚损也可致筋骨不利。

张从正《儒门事亲》描述："皮痹不已，而成肉痹。肉痹不已，而成脉痹。脉痹不已，而成筋痹。筋痹不已，而成骨痹。"认为骨质疏松症的成因是渐进缓慢的发展过程。

4. 明清时期，类似骨质疏松症的病因病机理论趋近完善成熟 明清时期在理论上的发展与创新，使对骨质疏松症病因病机的认识趋近完善成熟，认为肝肾气伤、肾气虚、血气两虚、筋伤、肾阴虚、久病不起导致骨质疏松症，同时提出了血瘀导致骨质疏松症的观点。

明代薛己《正体类要》谓："筋骨作痛，肝肾之气伤也。"《寿世保元》描述："痿者，手足不能举动是也，又名软风。……此症属血虚。血虚乃阴虚，阴虚生内热，热则筋弛，步履艰难，而手足软弱，此乃血气两虚。"上述文字阐述了肝肾气伤、肾气虚、血气两虚导致骨质疏松症。

明代王肯堂《证治准绳》论述了肝肾与筋的关系："肾虚不能生肝，肝虚无以养筋，故机关不利。"清代著名医学家唐宗海《中西汇通医经精义·全体总论》云："节者，骨节也。骨属肾水，筋属肝木，水生木，故骨节之间亦生筋，而筋又为骨之使也。凡病骨节，皆责于筋，西医详骨与髓，而于筋甚略，因彼但以运动属之脑气，不以为筋所主也。然使无筋，则骨不联属，又乌能运动哉。"

清代陈士铎在《石室秘录》中提出了骨质疏松症是肾水不能滋养骨骼，而久卧导致骨中空虚，起床困难。"痿废之症，乃阳明火症，肾水不足以滋之，则骨空不能立。""久卧床席，不能辄起……骨中空虚……无怪经年累月，愈治而愈惫也。"这与西医学认为的失用因素导致骨质疏松症相一致。

王清任在《医林改错·痹症有瘀血说》中明确提出了"痹有瘀血"的学术论点。很多医家认为，痹证属风湿或风湿性关节炎或骨病。据考证，痹证所包含的病证还有骨质疏松症。"凡肩痛、臂痛、腰痛、腿痛，或周身疼痛，总名曰痹症。明知受风寒，用温热发散药不愈；明知有湿热，用利湿降火药无功；久而肌肉消瘦，议论阴亏，随用滋阴药又不效。至此便云：病在皮脉，易于为功；病在筋骨，实难见效。因不思风寒湿热入皮肤，何处作痛。入于气管，痛必流走；入于血管，痛不移处。如论虚弱，是因病致虚，非因虚而致病。总滋阴，外受之邪，归于何处；总逐风寒、去湿热，已凝之血，更不能活。如水遇风寒，凝结成冰，冰成风寒已散。明此义，治痹症何难？古方颇多，如古方治之不效，用身痛逐瘀汤。"王清任有关痹证有瘀血说的论述，也提到"病在筋骨，实难见效"的说法，说明久病瘀血，病在筋骨，治疗有难度，并提出了治疗痹证的诸多方法。

综上所述，骨质疏松症的中医病因病机，各医家虽无一致的观点，有各自的论述，但在历代文献中，也逐渐形成了接近于现代中医对骨质疏松症的基本认识。目前，普遍认为骨质疏松症是一个涉及多器官、多脏腑的复杂病变，其发生与肾、脾、肝、血瘀等均有关系，其中肾亏为主要病因，肝虚乃关键因素，脾虚是重要病因，血瘀则为促进因素。

肾为先天之本，主藏精，精生髓，髓藏于骨中，滋养骨骼，故骨为肾所主。肾所藏之精是其主骨功能的重要物质基础，在骨代谢过程中扮演着重要角色。骨的生长发育、强盛衰弱与肾精充足与否关系密切。肾精充足则骨髓生化有源，骨骼得以滋养而强劲有力；肾精亏虚则骨髓生化无源，骨骼失养而痿弱无力，最终导致髓空骨软、骨髓空虚的骨质疏松。

肝藏血，主筋，主疏泄，司运动。若肝气充足，筋则有力；肝气衰弱，血不养筋，则动作迟缓不灵活，易于疲劳，不能久立。肝与骨质疏松的关系还体现在肝肾的关系上，肝、肾经脉相连，五行相生，肝为肾之子，肾为肝之母。肝主藏血，肾主藏精，"肝肾同源"。血的生化，有赖于肾中精气的气化；肾中精气的充盛，亦有赖于血液的滋养，即"肝肾同源，乙癸同源、精血同源"。肾中精气充足则血液得以滋养，若肾精亏损，可致肝血不足；反之，肝血不足，亦能引起肾精亏损。肝血不足，筋失所养，肢体屈伸不利，肾精亏虚，髓枯筋燥，痿废不起，而发为骨痿，即骨质疏松症。由于年老体衰，且妇女一生经、孕、产、乳，数伤于血，若肝藏血功能减退，可形成肝贮存血量不足，而致肝血虚，机体各部分得不到足够的血液营养，气血虚衰同样推动老年性骨质疏松症的演变。

骨与脾、肾二脏关系密切。肾所藏之精包括先天之精和后天之精，肾为"先天之本"，脾为"后天之本"，先天之精有赖于后天水谷精微的不断充养以滋养骨骼。若脾虚不健，运化水谷失司，枢机不利，则气血生化乏源，血不足以化精，精亏不能灌溉，血虚不能营养，气虚不能充达，无以生髓养骨，致精亏髓空、骨髓失养；另外，脾合肌肉、主四肢，脾虚化源不足，导致肌肉瘦弱，四肢痿废不用，最终导致骨质疏松。

气血是人体一切组织器官生理活动的物质基础。瘀血蓄于体内，壅遏气机，损伤正气，影响脏腑的气化功能，而致脏器愈衰、瘀血聚积的恶性循环，同时妨碍血液中的钙及营养物质正常通过哈弗斯系统进入骨骼,影响骨组织间营养物质的代谢吸收,亦可引起或加重肾虚,而致骨骼失养、脆性增加,最终导致骨质疏松症的发生。

(三)古代文献中骨质疏松症的中医药内治规律

1. **中药方剂使用规律** 徐桂琴、谢雁鸣针对古代文献进行检索与整理发现,在治疗类似骨质疏松症的方剂中,按频次排序前10位的依次为金刚丸、虎潜丸、四斤丸、煨肾丸、青娥丸、牛膝丸、六味地黄丸、藿香养胃汤、鹿茸丸、鹿角胶丸。各汤剂功效与主治如下:

金刚丸(《素问病机气宜保命集》:杜仲、苁蓉、菟丝子、萆薢、猪腰子):治肾损,骨痿不能起于床,益精补肾。

虎潜丸(《丹溪心法》:黄柏、龟甲、知母、熟地黄、陈皮、白芍、锁阳、虎骨、干姜):治精血不足,筋骨痿软,足不任地,及骨蒸劳热。(虎骨现为禁用品)

四斤丸(《证治准绳·类方》卷四:木瓜、牛膝、天麻、苁蓉、附子、虎骨):治肝肾精血不足,筋无所养,挛缩不能步履,或邪淫于内,筋骨痿软。

煨肾丸(《素问病机气宜保命集》:牛膝、萆薢、杜仲、苁蓉、菟丝子、防风、白蒺藜、胡芦巴、破故纸、桂枝):治肾肝虚损,骨痿不能起床,筋弱不能收持及脾损谷不化;善益精缓中消谷。

青娥丸(《太平惠民和剂局方》:杜仲、补骨脂、核桃仁、大蒜):治肾虚腰痛,或风寒乘之,血气相搏为痛。

牛膝丸[《素问病机气宜保命集》:牛膝(酒浸)、萆薢、杜仲、苁蓉、防风、菟丝子、白蒺藜、桂枝、猪腰子]:治肾肝损,骨痿不能起于床,筋缓不能收持。宜益精缓中。

六味地黄丸(《小儿药证直诀》:熟地黄、山茱萸、山药、泽泻、牡丹皮、茯苓):肾气热,则腰脊不举,骨枯而髓减,发为骨痿,宜此方主之。治老人阴虚,筋骨痿弱无力,面色暗惨,食少痰多,嗽喘,溺短涩,阳痿,足膝无力,瘦弱,肾气久虚,憔悴,寝汗,发热,作渴等。

藿香养胃汤(《三因极一病证方论》:藿香、白术、白茯苓、神曲、乌药、缩砂仁、薏苡仁、半夏曲、人参、荜澄茄、炙甘草):胃虚不食,四肢痿弱,行走不能,皆由阳明虚,宗筋无所养,遂成痿躄。

鹿茸丸(《圣济总录》:鹿茸、石斛、桂、附子、肉苁蓉、熟干地黄、萆薢、五味子、牛膝、黄芪、人参、蛇床子、白茯苓、覆盆子、木香、车前子、天门冬、山芋):治肾气虚损,骨痿羸瘦,心烦腹急,腰重耳鸣,行坐无力。

鹿角胶丸[鹿角胶、鹿角霜、熟地黄、当归、人参、川牛膝、菟丝子、白茯苓、白术、杜仲、虎胫骨(人工虎骨粉代替)、炙龟甲]:治血气亏损,两足痿弱,不能行动。常服补肾益精壮筋骨。

2. 中药药物使用规律　伊伟恩、刘德果等将相关古代文献经过数据整合后构建骨质疏松症标准数据库,在其基础上采用 Clementine12.0 软件进行中医用药关联规律分析,来得到文献中关于骨质疏松症的诊疗经验,同时利用Office Excel 软件统计每类药物的频数和频率,利用 SPSS19.0 软件对文献中所用的组方配伍中药进行聚类分析。结果提示,古代文献中治疗骨质疏松性骨折时组方中常用中药配伍具有一定规律:大多数为黄芪、骨碎补、熟地黄、补骨脂、淫羊藿、白芍、当归一类,另有牛膝、杜仲、续断为一类,亦存在应用茯苓、薏苡仁及山药等为主的治法。

(1)肝肾不足,骨骼失养是骨质疏松症的关键病因:古代医家治疗骨质疏松症多采用甘味及温性的补益药。由聚类分析及统计用药频次可看出使用频率在前5位的分别是熟地黄158次、淫羊藿147次、黄芪140次、骨碎补129次、补骨脂107次。以上几种药物配伍,具有强健筋骨、补火助阳的功效,对本病特别是肝肾不足型患者具有明显疗效。

(2)机体正气不足导致脉络瘀阻是本病的重要病机:肾与脾分别为先、后天之本,肾中精气的虚弱导致了脾输布水谷精微乏力,脾气亏虚引起气血生化不足,先、后天之本的虚弱将导致机体产生瘀血。瘀血导致机体气血凝滞,不通则痛,而骨质疏松症的临床特点就是疼痛,故古代文献中采用活血化瘀类药物治疗,以生血养血又兼有活血祛瘀功效的药物为主,其中骨碎补出现129次、当归出现91次、牛膝出现87次、续断出现85次。古代医家采用甘味补益药治疗的同时,运用活血补血药共奏补肝肾、强筋骨、补火助阳之功,并能够祛除体内瘀血达到止痛的目的。

因此,古代文献用中药治疗骨质疏松症的组方配伍具有一定的规律性,所用药物以补肾健骨、活血养血、益气健脾类为主。而研究也表明,古代大多数中医骨伤医家将骨质疏松症分为早期、中期、晚期3期论治,在治疗早期着重采用补益肝肾气血的药物为主;在治疗中、晚期则以采用补益肝肾、强筋健骨的药物为主。

二、骨质疏松症的现代中医文献研究

1. 骨质疏松症的中医证候学研究现状　中医证候学是中医学理论的核心之一,也是现代中医文献研究中的热点问题之一。通过中医证候学的现代研究,可形成统一的标准,并且为循证医学的开展提供基础的理论和临床依据。

中医证候学是通过传统的中医四诊合参所能获知的疾病某一阶段中表现出在整体层次上的机体反应状态及其运动、变化规律，以相应的症、舌、脉、形、色、神表现出来，是对疾病的病因、病理、病位及其病性、邪正盛衰、病势等特点进行的分辨和概括。目前，对于骨质疏松症的中医证候分型的现代研究尚未完全统一，有二分法、三分法、四分法、六分法、七分法、九分法等，各有临床的辨证依据。比如，在《中医骨病学》（谢强主编，人民卫生出版社出版）中将骨质疏松症分为肾精亏虚和脾肾气虚两型。而在《中药新药临床研究指导原则（试行）》中，依据临床症状及体征将骨质疏松症分为肝肾不足证、血瘀证和脾虚证 3 型。在《浙江省中医药防治原发性骨质疏松症分级诊疗专家共识（2017）》中也分为 3 型，它采用的是"病证结合"模式，以中医脏腑和八纲辨证理论为基础，参考各家文献对原发性骨质疏松症的观点，结合问卷调查结果，综合分析其证候因素和特征，将该病分为 3 个常见证型：脾肾阳虚证、肝肾阴虚证、气滞血瘀证。方朝晖等对较大样本（1 000 例）老年性骨质疏松症患者证候分布与组合规律进行细致的临床研究，认为可将证型分为瘀血阻络、脾肾阳虚、脾肾气虚、肝肾阴虚 4 个证候。胡志俊等通过对 198 例骨质疏松症患者进行中医四诊辨证，将其分为肾虚、肝肾阴虚、脾肾两虚及瘀血阻络 4 型。柳承希等则是通过对古代文献的整理分析，将骨质疏松症的分型概括为肝肾气伤、肾精亏虚、气血瘀阻和脾胃虚弱 4 型。黄宏兴等则对 246 例骨质疏松症患者采用聚类分析的方法，将骨质疏松症证候归纳为肝肾阴虚型、脾肾阳虚型、气血两虚型和气滞血瘀型 4 类证型。张俐基于肝、脾、肾三脏的研究，将骨质疏松症的证候分为肾阳虚衰、寒湿痹阻证，脾肾阳虚、气血不足证，肝肾阴虚证和气滞血瘀证 4 个证型。徐祖健等研究绝经后原发性骨质疏松症患者的证候特点，将其分为肾阴虚型、肾阳虚型、肝肾阴虚型、脾肾阳虚型、脾胃虚弱型和其他型。韩丽萍等则根据骨质疏松症中医证候的演变规律分析归纳为肾精气亏虚、肾阴虚、肾阳虚、脾肾阳虚、肝肾阴虚以及瘀血阻络 6 个证候。苏培基等通过对 250 例骨质疏松症患者辨证分析，将骨质疏松症分为 7 型，即肾阳虚、肾阴虚、肾精不足、脾肾阳虚、肝肾阴虚、气血亏虚、瘀血阻络。

骨质疏松症的辨证分型类型较为宽泛，病位在骨，涉及筋。骨质疏松症是以肾虚为本，涉及多脏腑、多病因共同导致的疾病。骨质疏松症中医证型总体来看还是以肾虚为主，但对于不同地区而言，其证型分布也存在着一定的差异，各有特点：华东、华北、华南地区以肾虚证出现的频次最高，相对来说，东北地区则以肝郁脾虚、阴虚血瘀、气血亏虚、脾胃气虚为主；然而在西南地区,则以肾虚、肝肾亏虚、脾肾亏虚出现的频次相对较高。总体来说,在众多的现代分析辨证分型中,肾虚、脾虚和血瘀是得到公认的主要证型。肾虚是根本原因,脾虚是促进因素,血瘀既是骨质疏松症的病理机制又是病理产物。肾精亏虚、脾肾不足和瘀血阻滞是老年性骨质疏松症发生发展的最重要、最常见的病因病机证型,所以补肾、健脾、活血是治疗老年性骨质疏松症的基本法则。

2. **中医理论中的"肾虚""血瘀""脾虚""肝郁"等与骨质疏松研究概况**　现代研究表明,肾虚者的丘脑-垂体-性腺轴功能减退、性激素分泌也下降,造成骨形成与骨吸收失衡,骨吸收亢进,降钙素分泌下降,肠钙吸收减少,从而导致机体成骨功能减退,致使单位体积内骨组织量减少,进而发生骨质疏松。由此可见,肾虚是骨质疏松症发生的重要因素。现代许多医家在研究骨质疏松症时,对于其中医辨证分型,唯一没有争议的就是肾虚这一证型。夏东胜等对纳入的87例病例进行统计分析后发现,骨质疏松与肾虚有关的占到81.1%;邵敏等对421名绝经后妇女调查后发现,骨质疏松症患者肾虚发病率达84.7%。随着年龄的增长,肾虚证的发病率逐渐增高,人体骨骼中骨矿物质含量也逐渐减少,骨的质量及脆性随着肾中精气的盛衰变化而变化。文献研究发现,在治疗骨质疏松症中,补肾药物出现的频次最高,这也与目前普遍认为肾虚是导致骨质疏松症的主要病因相佐证。相关研究证实,肾虚患者的骨密度明显减少,从西医学的角度有力地证实了肾虚与骨质疏松症的相关性。

骨质疏松症的另一个重要病机即为血瘀。瘀血既是本病的重要病理基础,也是本病的病理产物之一。年老肾气亏虚,气化逐渐减弱,脾气亏虚,运化功能失职,气血运行无力,必易生瘀阻络。血瘀潜质即为年老的重要病理基础。血液运行依赖元气推动,元气为肾精所化,肾精不足,无源化气,必致血瘀,即肾虚血必瘀。年老体内血流发生微循环障碍,致使血液瘀滞,可造成骨小梁内微循环障碍,骨络受阻,血液中的矿物质及营养物质不能正常通过哈弗斯系统滋养骨骼,增加骨脆性,提高了骨折发生的风险,在一定程度上促使骨质疏松症的发生、发展。多数国内学者认为,肾虚是导致衰老的主要机制,而血瘀则加速了这一进程。血瘀与微循环障碍、血液流变学异常、血流动力学异常等密切相关。刘芳等研究发现,瘀血可以改变微血管,减少骨骼血供,阻碍微循环,减少骨组织及神经的供养,抑制成骨分化,改变骨小梁超微结构,增加骨内压,增加骨脆性,减弱骨的承受力及抗击打能力,导致或促进骨质疏松症的发生发展。闫慧等对文献进行了整理,发现治疗骨痿的方剂共有151首,经过统计分析发现,补益药、温里药、活血化瘀药是应用最多的药物。从瘀论治也是基于久病入络的理论。血瘀是骨质疏松症发生发展的必然阶段及重要环节，从瘀论治骨质疏松症应贯彻始终。

《灵枢·决气》曰："谷入气满，淖泽注于骨。"《素问·痿论》曰："治痿者独取阳明。"脾胃为后天之本，气血生化之源，主百骸，为气机升降之枢，交通上下，灌溉四旁；脾主受纳、运化水谷、输布，脾之健运，化生精微，运行气血，输布筋骨肌肉，且通过脾升胃降功能调畅气机、输布四肢，以后天之精充养先天之精，填纳先天之精。若脾胃功能衰弱，受纳、运化水谷失司，枢机不利，气血生化乏源，血不足以化精，则精亏不能灌溉，血虚不能营养筋骨，气虚不能充达，血又不化精，精亏无以生髓养骨，可导致骨痿。《医宗必读·痿》所载"阳明虚则血气少，不能润养宗筋，故弛纵，宗筋纵则带脉不能收引，故足痿不用"，也描述了脾胃与筋骨的紧密关系。从文献分析来看，通过药物的四气、五味分布可以看出，现代治疗骨质疏松症的中药药性多偏于温平，药味多甘苦辛，体现骨质疏松的"甘温补虚，苦寒泻实"的治疗原理，甘能补、能和、能缓，多针对肾精不足、脾胃虚弱等虚证。古代医家多以"治痿独取阳明"立论治疗骨痿，脾胃虚弱是骨质疏松症的重要病机，脾胃与骨质疏松症的关系密切。现代研究多从脾与肾、脾与气血、脾与吸收、脾主肌肉与骨骼的关系等出发，提出健脾益胃是治疗骨质疏松症的重要方法以及脾肾并重的治疗大法，用以后天养先天，补肾与补脾有协同作用，是一种兼预防和治疗作用的理想治疗原则。

《黄帝内经》云："肾足少阴之脉……其直者，从肾上贯肝膈。"故曰"肝肾同源"。《素问·五运行大论》曰："……肾生骨髓，髓生肝……"肾与肝之间联系紧密，功能互补互助，肾中有肝，肝中有肾。肝肾同源，肝血亏虚则影响肾精的充沛，肝肾两虚、肝气阻滞、气血两虚都能影响骨质疏松症的发生、发展。《素问·上古天真论》曰："肝气衰，筋不能动。"《灵枢·本神》曰："肝气虚则恐。""恐惧而不解则伤精，精伤则骨酸痿厥。"肝主筋，主藏血，主疏泄；其在体合筋，连接骨节，故又为"罢极之本"。肝与肢体运动紧密相连。肝脏气血衰少，血不荣筋，则动作迟缓，行则掉振鼓栗，不能久行久立，从而发为骨痿。肝郁则气机不畅，情志不达，精神抑郁也易于发生。现代研究表明，抑郁症与骨质疏松症关系密切，抑郁症与骨质疏松症低骨密度、骨折风险性增加均相关，同时，抑郁症也作为骨质疏松症的高危因素之一广为接受。治疗上，重视肝肾同治，"肝肾同源"理论重点在于水能涵木，应肝肾并重，并重视健脾。

三、姚新苗防治骨质疏松症的学术思想

姚新苗一直致力于中医药防治骨质疏松症的临床与科研，尤其在中医药

复方防治原发性骨质疏松症的基础与临床方面有很深入的研究。根据老年性骨质疏松症虚瘀夹杂的病理特点，运用中医传统理论，研发出补肾活血经典方"益骨汤"，为临床"补肾活血法"治疗骨质疏松症奠定了基石。经过多年的研究，发现益骨汤含药血清能明显增加成骨细胞数量、碱性磷酸酶的表达水平及矿化结节的形成，证实了益骨汤含药血清可以促进成骨细胞增殖、分化及矿化；发现了益骨汤治疗骨质疏松的作用机制，在原发性骨质疏松症治疗上有较大的创新。姚新苗在骨质疏松症的防治方面有其独特的见解，其学术思想主要体现在以下几个方面。

1. 姚新苗"理筋为先"学术思想的形成、渊源及其在骨质疏松防治中的应用 "筋"与"骨"关系密切，筋骨并重的治疗原则贯穿于骨伤科疾病治疗的始终。"肝主筋""肾主骨"，"肝肾同源"，筋骨同治，骨伤科很多疾病都与肝肾两脏关系密切，同时现代医家及历代诸多医家也均强调"筋骨并重"，筋骨同治的思想影响了骨伤科疾病的诊治思路与方向。姚新苗在上述学术思想的基础之上，结合临床实践中一些慢性疾病尤其是老年性、退行性疾病的诊治经验，认为在"筋骨并重"的理论框架之下，更应高度关注"筋"的状态、功能，强调"筋"先为主、"从筋论治"，"筋骨并重"，总结并提出了"理筋为先"的学术思想。《素问·生气通天论》曰："骨正筋柔，气血以流。"这高度概括了"筋"与"骨"之间的内在联系。"骨错缝""筋出槽""筋痿""筋挛""筋强"等均将导致机体运动功能的失调、引起气血运行的紊乱，"骨正筋柔"是保障机体正常运动的必备条件。"骨正"是指骨需具有符合功能需求的解剖结构，"筋柔"代表着筋应具备正常的柔顺、坚韧、收缩/舒张协调的生理功能，正如筋伤大家孙树椿所言"筋喜柔不喜刚"。"理筋为先"并非是对"骨正筋柔""筋骨并重"的否定，而是在其基础上将对"筋"状态/功能的认识推向更深的层次。"筋"是运动产生的直接动力系统，"筋"功能的失衡势必会影响到骨。筋痿可致骨痿，骨痿则筋亦痿，互为因果，相互促进。骨质疏松症以"骨痿"为本，"筋痿"为标，涉及肝脾肾等多脏，病位在"骨"。姚新苗强调治"骨"应不忘"理筋"，正是重视筋在骨痿发病及治疗中的重要地位，探病求因，寻因论治，标本同治。同时，骨质疏松症最主要的临床症状骨质疏松性疼痛，也是临床治疗中的难点，尤其在并发骨质疏松性骨折时。西医学抗骨质疏松药物治疗虽然可增加或维持骨密度，但如何能真正提高骨质疏松症患者的"骨强度"，提高患者的生存质量，防止"脆性骨折"，改善生活质量，仍是目前最为重要的研究课题之一。在骨质疏松症中，骨病及筋，反之，筋伤亦可影响着骨的"代谢"。重症骨质疏松患者运动受限，进而经脉痹阻，筋失濡养，筋不为用，筋痿加剧。筋病，同样会导致气血瘀阻，骨络脉不畅，影响骨的滋养，西医学表述为骨将缺乏应力的刺激，将加重骨痿的进程。因此，理筋为先，重在为骨创造重建的条件，疏通骨络脉，增强骨营养，加强骨应力刺激。姚新苗在治疗骨质疏松性相关疾病时，创造性使用小针刀技术，松解粘连，刺激相关肌肉等组织，激发肌肉活性，疏通经络，改善循环，不仅止痛明显，而且可以促进骨形成，提高骨质量。姚新苗提倡健康的生活方式，尤其是合理参加中医康复运动如太极拳、五禽戏、八段锦等。强调"治骨"不忘"理筋"，更应"理筋为先"，在骨质疏松的治疗中强调适宜的体力活动与适当的承重训练是防治的关键环节之一，充分体现了筋骨并重，筋复骨正，也证实了功能锻炼的重要性。

2. 姚新苗"从瘀论治"学术思想的形成、渊源及其在骨质疏松防治中的应用 骨质疏松症属于骨痿、骨痹范畴，以肾精亏虚为本，瘀血等痹阻经络为标。其病性多属本虚标实，本虚主要责于脾肾，而标实则多系瘀血、痰湿、气滞。脾肾不足为本病致病之根本，脾肾之虚必定影响气血运行，气虚则无力推动气血，气虚血瘀将导致一系列的病理变化，为不荣则痛。脾主肌肉，为后天之本，肾之先天之精必得脾之后天之资助，若脾失健运，清阳不升，布散乏力，则肌肉营养不良，肢体痿弱不用。《医宗必读·痿》言："阳明虚则血气少，不能润养宗筋，故弛纵，宗筋纵则带脉不能收引，故足痿不用。"故姚新苗认为，本病以临床所见脾肾之脏不足为致病之根本。血瘀是脾肾亏虚的产物，肾虚元气不足，无力推动血行而致气虚血瘀；肾阳、脾阳不足，不能温养血脉，常使血寒而凝；肾阴不足，虚火炼液，可致血稠而滞。脾虚不能统摄血液而致血溢脉外，留于体内而成瘀血。血瘀可致气血运行障碍，营养物质不能濡养脏腑、骨骼，引起脾肾俱虚而加重骨质疏松症。肝气郁结，气机不畅，肝之疏泄功能受到抑制，气机不得条达舒畅，其滞或在形躯，或在脏腑，必然导致血瘀。而瘀血阻内，则有碍于新生，凡瘀血阻滞经脉，脏腑经络失养，亦可加重脾肾之亏损。此正如《读医随笔》所云："脉络之中，必有推荡不尽之瘀血，若不驱除，新生之血不能流通……甚有传为劳损者。"脾肾亏虚，元气不足，无力推动气血而致气滞血瘀；反之，气血瘀滞，新血不生，脏腑失于濡养而致虚损，如此恶性循环。一方面，因气血瘀滞，脉络不通，则临床多见疼痛明显；而另一方面，对于骨质本身而言，因失去正常的营养来源，使骨骼失于濡养，骨质脆性增加，遂致骨质疏松。久病必虚，久病及肾，肝肾同源，久病多瘀，骨质疏松之症日久其本必虚，而其实多瘀。故姚新苗认为，临床论治骨质疏松症，理当补虚泻实，攻补兼施。在运用补肾壮骨、健脾益气的同时，亦须佐以活血化瘀之药，即以补肾活血为法。在活血的同时，审时度势，掌握活血与破血之度。年老多瘀，化瘀之法需掌握其度，不可一味破血逐瘀。鸡血藤、延胡索、川芎、丹参、郁金、赤芍、牛膝等为姚新苗常用活血之品。对于气血虚弱的骨质疏松症患者，宜在补益气血的基础上予活血化瘀。若瘀证确实较重，尤其对于自发性骨质疏松性骨折患者，则加用三棱、莪术，必要时予炮山甲、水蛭等破血逐瘀。同时，化瘀不忘行气，酌情添加川楝子、陈皮、枳壳等品，以达到活血不伤正、扶正不留瘀的目的。

3. 姚新苗"补肾健脾活血法"学术思想的形成及其在骨质疏松防治中的应用　肾主骨，藏精生髓，肾精充足则化生髓，髓生骨，髓满而骨得濡养。骨与髓的濡养有赖于肾所化生的肾精。肾所储藏的肾精及五脏之精，化生为髓，髓具有充养骨骼的作用，骨骼得充，骨骼濡养有源，则骨坚不摧。《素问·逆调论》曰："肾不生则髓不能满。"肾为先天之本，主统先天之精，但也需要后天之精的资助，脾为后天之本，凡是由于各种原因导致的先天之精或后天之精亏损，都可致使肾脏亏虚，肾精不能化生骨髓，骨失所养，则骨枯。

姚新苗认为，脾胃乃气血生化之源，而筋、骨的濡养有赖于脾胃的健运，所以在临床中重视调护脾胃，强调脾胃为接骨续筋之源。脾胃者，仓廪之官，气血生化之源，后天之本。肾中先天之精必得后天之精的补充与濡养，方能化生有源。若脾失健运，则清阳不升，布散失施，水谷精微不能四布全身，导致肾精化生乏源，而精不能生髓，髓不能养骨，发生骨痿。《素问·痿论》有"骨枯而髓减，发为骨痿"之说。《素问·痿论》："肝主身之筋膜。"《素问·六节藏象论》："肝者……其充在筋。"《素问·经脉别论》："食气入胃，散精于肝，淫气于筋。"肝之气血亏虚，筋膜失养，则筋力不健，运动不利。而《医宗必读·痿》言："阳明虚则血气少，不能润养宗筋，故弛纵，宗筋纵则带脉不能收引，故足痿不用。"脾是人体生命活动所需一切精微物质的吸收和输送的关键。脾之运化正常，则气血生化有源，肾得后天濡养则髓充骨健；肝之气血充盛，筋膜得其所养，则筋力强健，运动灵活。肝受血则筋骨得肾精充养，骨有所养。所以在遣方用药时，姚新苗强调，要重视"治痿独取阳明"，又不拘泥于后天之本，一方面要健脾和胃，促进脾的运化与升清；同时要注重保护脾胃的运化功能，以防为药物所伤。对于脾胃虚弱患者，姚新苗往往合六君子汤或参苓白术散，同时临证之时注意关注胃气，以通为顺，酌情添加焦山楂、焦神曲、炒谷麦芽、炒鸡内金等消食导滞之品以护胃养胃。对于老年患者，尤其肥胖者，往往多有痰湿。姚新苗认为，骨质疏松既然以脾肾两虚为本，必定会影响水湿代谢，化痰化湿之法就尤为重要，应灵活运用，同时，祛湿不忘理气，以求"气化则湿亦化"，兼顾三焦的决渎及膀胱的气化。姚新苗化痰常用法半夏、陈皮、茯苓、浙贝母、枳壳、厚朴等，清热利湿常合龙胆泻肝汤、四妙丸，或酌情加薏苡仁、滑石、泽泻、蒲公英等品。利水渗湿常合猪苓汤、五苓散，祛风胜湿多伍独活、桑寄生、防风、秦艽、海风藤、青风藤、络石藤等，对于脾虚痰湿型患者，选逍遥散合指迷茯苓丸。脾胃为中州之地，承上启下，中州平，则五脏安。

《素问·六节藏象论》云："肾者主蛰，封藏之本，精之处也；其华在发，其充在骨。"《中西汇通医经精义》亦云："肾藏精，精生髓，髓生骨，故骨者，肾之所合也。"由此可见，骨骼的生长、壮实有赖于骨髓的滋养，骨髓又为肾中精气所化，而肾中精气的盛衰决定着骨骼的生长、发育和骨骼的强健与衰弱。所以，骨质疏松症病因之根本在于肾虚。骨痿者，本为虚，而标为实。骨质疏松症患者在临床大多以疼痛，特别是腰背痛作为首诊的主要因素。姚新苗认为患者疼痛是标实的主要临床表现，其主要因素在于两方面：一是脾肾亏虚，气血不足，推动乏力，日久必致血瘀；二是脾肾亏虚，气血不足，则脉络空虚，气血运行不畅，从而导致气血瘀滞。二者合而为病，使瘀血更甚，不通则痛，不荣则痛，所以患者临床表现为疼痛显著，常因疼痛而前来就诊。

姚新苗在此基础上提出了补肾活血治疗骨质疏松症的方法，并创立了治疗骨质疏松的基础方剂"益骨汤"。"益骨汤"根据"肾主骨生髓"的理论和老年病"多虚多瘀"的病理生理特点配伍而成，具有补肾填精、活血通络的功效。方以补骨脂、骨碎补补肾填精、强壮筋骨为君药，宗"肾为先天之本""肾主骨生髓"的理论；怀山药健脾为臣药，宗"脾为后天之源"，以达后天养先天之义，佐以生地黄益肾养阴，兼能清热；因久病必瘀，瘀而致痛，故选丹参活血化瘀。在国家自然科学基金、浙江省自然科学基金以及浙江省中医药防治重大疾病攻关项目的资助下，此方在临床研究的基础上，通过基础实验研究证实了补肾活血法是治疗骨质疏松症的较为理想的治疗法则，并取得丰硕的成果。益骨汤随证加减可以显著改善患者的临床症状，提高其生活质量；全方具有补肾壮骨、活血通络、益气养阴的功效，通过多成分、多靶点、协同配伍增效来达到治疗骨质疏松症的目的。同步研发的"益骨口服液"可以有效缓解去势大鼠骨质疏松疼痛，可通过提高骨密度、痛阈以及降低血清炎性因子、血管内皮素（ET）、血小板活化功能（CD62p、CD63）等达到缓解症状，改善血液流变学的目的。益骨汤水提液还可以明显提高去势大鼠的血清激素水平、骨密度，改善益骨汤组大鼠的骨生物力学性能，具有促进成骨细胞 BMP-mRNA 表达的作用，从而间接抑制破骨细胞的分化与活性，具有促进骨细胞活性，促进骨形成而减少骨丢失的作用。研究证实，益骨汤能调节经典 Wnt 信号通路中 Wnt 蛋白、β-catenin、LRP5 相关因子及 BMP 信号通路中 BMP-2、BMP-4、ALP 等的表达,其机制可能是通过调控 Wnt、BMP2、β-catenin、Runx2、Osx 等因子实现的,同时进一步明确了益骨汤通过调节 BMP-2 和经典 Wnt 两条信号通路的 crosstalk 的作用靶点 Runx2 及 Osx 来实现诱导成骨细胞增殖,从而达到促进骨形成,防治骨质疏松症的目的,由此我们证实了益骨汤具有治疗骨质疏松症的作用,并初步分析了其作用机制,更深一步的研究还在继续探索之中。

(姚新苗　陈智能　周国庆)

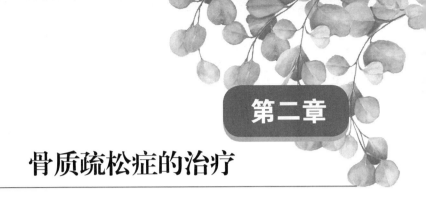

第二章

骨质疏松症的治疗

第一节　骨质疏松症治疗总论

一、治疗概况

骨质疏松症已日渐成为全球性最棘手的公共卫生问题之一，严重威胁着人类健康。调查研究显示，目前我国骨质疏松症的患者约达 8 400 万，预计到 21 世纪中叶会增至 2.2 亿，因骨质疏松造成的骨折将达 130 万~160 万之多。因此，如何有效防治骨质疏松症显得尤为重要。骨质疏松症的最终治疗目的是提高患者抗骨折能力，防止骨折的发生，而不仅仅是提高骨矿物质含量和骨密度。

因此，对骨质疏松症的治疗不能只局限于提高骨量上，更应注重骨生长所依赖的适应骨应变的机制方面，并采取针对各种病因的、个体化的、多层次的治疗方法。包括：①改善内分泌环境；②抑制破骨细胞活性；③均衡营养摄入；④刺激骨形成（特别是物理疗法）；⑤改善关节功能，消除运动障碍；⑥提高肌肉力量，增加骨骼应力；⑦改善生活习惯，提高全身健康水平；⑧减少跌倒，防止骨折。

二、一般治疗原则

骨质疏松症，不论是特发性、原发性还是继发性的，因其发生是一渐进性的过程，均表现低骨量，最终以骨折为终结，因此总的治疗原则应当是共同的。即准确评估病情，选择适当的治疗时机，贯彻"缓解骨痛、改善功能、提高骨量、预防骨折"的治疗原则，根据循证医学，个体化地选择有证据支持的治疗方法。强调采取整体、系统、规范、联合、有监测的治疗，将营养、运动、物理、药物和手术等疗法统筹考虑。具体而言，其主要治疗方略可概括为 5 个方面：①增加或保持骨量；②改善骨强度；③消除诱因；④防止骨折发生；⑤对症处理。

三、治疗时机

目前,骨质疏松症尚缺乏真正有效的治疗,因此,对其预防重于治疗。就临床干预而言,药物治疗开始于绝经后及骨量减少时;就临床治疗而言,强调早期治疗。因此,对于任何骨质疏松症患者,诊断一旦确立,立即进行治疗都是正确的。可以这样认为,对于骨质疏松症的预防,任何年龄都不为早;对于骨质疏松的治疗,任何年龄都不为晚。相对而言,骨质疏松越严重,从治疗中获得的益处就越大。

(李桂锦 谢跃鹏)

第二节 骨质疏松症的基础治疗

骨质疏松症的预防和治疗策略较完整的内容包括基础措施、药物干预及康复治疗。基础是重要的、不可缺少的,但基础并不是"全部"和"唯一"。"基础措施"的适用范围包括:①骨质疏松的初级预防和二级预防;②骨质疏松症药物治疗和康复治疗期间。"基础措施"的内容包括:①调整生活方式;②骨健康基本补充剂。

具备以下情况之一者,需考虑药物干预:①确诊骨质疏松者(骨密度:T 值 ≤ –2.5 者),无论是否有过骨折。②骨量低下患者(骨密度:–2.5 < T 值 ≤ –1.0)并存在 1 项以上骨质疏松危险因素,无论是否有过骨折。③无骨密度测定条件时,具备以下情况之一者,也需考虑药物干预:已发生过脆性骨折;OSTA(Osteoporosis self-assessment Tool for Asians,亚洲人骨质疏松自我筛查工具)筛查为高风险;FRAX(Fracture Risk Assessment tool,骨折风险预测简易工具)计算出髋部骨折概率 ≥ 3%,或任何重要的骨质疏松性骨折发生概率 ≥ 20%(暂借国外的治疗阈值,目前还没有中国人的治疗阈值)。

一、营养疗法

营养在骨质疏松症的发病、预防和治疗过程中至关重要。所谓营养疗法,是指在消化、吸收功能正常情况下,如何控制患者营养成分的摄入,以保证骨骼正常生长对营养需要的治疗。已经确认的对维持骨健康至关重要的营养因子有钙、维生素 D、维生素 K、维生素 C、蛋白质和热量,当然还包括一些微量元素如锰、铜和锌。

1. **营养疗法的目的** 骨质疏松症的营养疗法是指在为此病患者提供合理的能量和蛋白质供给的基础上,通过膳食为其补充钙、磷、维生素 D 及其他相关的营养素,以更有效地治疗此病。

2. **营养疗法的原则和食物的选择**

(1)能量供应与个人生理需要相适应:患者摄入的能量应与其年龄、性别、生理需求、生活劳动等情况相对应,以保持适宜的体重。

(2)适量摄入蛋白质:骨质疏松症患者摄入的蛋白质不足或过量都会对机体的钙平衡和骨组织中钙的含量起到负性调节的作用。一般认为,健康的成年人每日摄入 1.0g/kg 的蛋白质比较合适,而且其摄入的动物性蛋白质和植物性蛋白质应搭配合理,摄入的优质蛋白质应占 1/3~1/2。骨质疏松症患者应常吃奶制品、大豆制品等高蛋白食物,以改善骨骼的质量。

(3)摄入充足的钙质:人体内含钙 1 000~1 500g,其中 99% 位于骨组织,以羟基磷灰石形式存在。因此,钙是影响骨量的重要常量元素,要预防和治疗骨质疏松症,必须注意适量补充钙剂。目前,中国营养学会推荐的成年人钙摄入量为 800mg/d。绝经后女性和老年人的钙摄入量以 1 000~1 500mg/d 为宜,且其钙磷摄取比值以 1∶1.5 为佳。婴儿对钙磷的摄取比值以 2∶1 为佳。与对磷的吸收度相比,人体在衰老后对钙的吸收度下降得更快,因此老年人对钙磷的摄取比值应高于 2∶1。

(4)补充维生素 D:人们若每天都适当地晒太阳可补充到足够的维生素 D,进而可增强机体对钙的吸收度。较少晒太阳的人应常吃富含维生素 D 的食物,以摄入足够的维生素 D。

3. **防治骨质疏松症的合理配餐**

(1)主食:应以米面及杂粮为主,做到品种多样、粗细搭配的配餐,尽量以经发酵面粉制成的面食为主。植酸即肌醇六磷酸,作为磷酸的储存库,广泛存在于植物中。由于矿物质结合在蛋白 - 植酸 - 矿物元素复合物中,因此就降低了某些植物性食物和一些植物蛋白分离物中矿物质的营养效价。植酸酶(phytase)能将磷酸残基从植酸上水解下来,因此破坏了植酸对矿物元素强烈的亲和力,所以说植酸酶能增加矿物元素的营养效价,而且由于释放出的 Ca^{2+} 可参加交联或其他反应,从而改变了植物性食品的质地。

(2)副食:应多吃含钙多的食物,如牛奶、奶制品、虾、虾皮及豆类、海藻类、鸡蛋等。植物性食物中应以绿叶菜、花菜为主。

(3)骨质疏松症患者摄入的蛋白质不足或过量都会对其机体的钙平衡和骨组织中钙的含量起到负性调节的作用。如膳食中的蛋白质每日摄取量下降到日推荐量的水平（即男性为每日 56g，女性为每日 46g），可引起骨基质合成不足，骨形成减少；若每日蛋白质摄取量大大超过日推荐量（即每日 90g 以上）时，可增加尿钙排出，则需补充钙剂。

（4）通过食物、经常进行户外活动以及有效的日光浴，从中获得足够的维生素 D，促进钙吸收。

4. 防治骨质疏松症应避免的不合理配餐

（1）避免菠菜与豆腐及牛奶配餐：因为菠菜内含有草酸，可与豆腐、牛奶中的钙形成不宜被吸收的草酸钙，从而影响钙的吸收。

（2）避免菠菜与高脂饮食同餐：因为两者同餐可形成不易被吸收的脂肪酸钙，从而影响钙的吸收，尤其对孕妇、乳母、儿童以及处于青春发育期者更应注意。

（3）避免以未经发酵的面粉制成的面包为主食：因为它含有一种植物碳水化合物，可与其他食物中的钙、锌结合，形成难以吸收的化合物，从而影响钙、锌的吸收。如有些欠发达地区，多数以未经发酵的面包为主食，其结果是造成钙、磷的丢失，使儿童的发育受到影响，产生失去味觉、食欲下降、伤口不愈合等情况。

总之，对骨质疏松症的预防比治疗更易奏效。在日常生活中，要兼顾各种营养素的平衡，如钙、磷、蛋白质、脂肪、维生素 D 等，而决不能等到老年后或绝经后再注意。如能按文中最佳方案而配餐，只要消化吸收功能好，一般会接近或达到身体需要量，但若处于特殊生理时期如妊娠、哺乳、高龄、绝经等情况，还需要额外补充钙剂。

二、运动疗法

骨质疏松症的临床表现以周身骨痛、乏力、机体活动受限等为主，久之可以出现肌肉萎缩，容易引起骨折等。运动疗法以其有效、安全、简便、不良反应少、依从性高和增进健康等特点越来越多地被用于临床实践中。我国发布的《原发性骨质疏松症诊疗指南（2017）》和美国发布的《美国防治骨质疏松症医师指南》中均明确指出了运动疗法在骨质疏松症预防和治疗中的作用。因此，把运动作为骨质疏松症防治的主要措施之一是十分必要的。

1. 运动疗法治疗骨质疏松症的机制

（1）运动通过神经内分泌的调节机制促进内分泌的良性循环：性激素与骨代谢关系非常密切。睾酮与雌二醇能促进骨的蛋白合成、骨基质总量增加，使骨盐沉积保留、骨质增厚、骨骺融合，从而促进骨的生长发育，一旦二者分泌不足，骨密度也会随之下降，导致骨质疏松症发生。研究表明，性激素的分泌量与骨质疏松症的发生呈负相关关系，在Ⅰ型骨质疏松症中，因雌激素分泌减少所致的骨质疏松症占主导地位,而运动训练能促进睾酮及雌激素的分泌,防止骨质疏松症发生。早在1966年,国外就报道健身跑5分钟之后,雌激素分泌即增加;国内观察也表明,系统参加太极拳活动的老年人,血浆睾酮水平高于对照组不常活动老年人。

(2)运动促进钙吸收:人体在进行适宜的运动负荷后能增进食欲,提高体内食物营养素的吸收。人体运动后产生的饥饿感能加快胃肠道蠕动,促进肠道对蛋白质、钙、维生素D的吸收,尤其是钙的吸收。钙吸收的增加,有利于骨的形成,减少骨钙流失,血液中钙的含量也会增加。West等研究认为,运动能提高肠道益生菌的活动能力,通过提高蛋白质、钙、磷等营养物质的吸收,纠正体内负钙平衡,从而减少骨质疏松症的发生。

(3)运动增加骨皮质血流量和促进骨形成:运动时骨骼肌频繁收缩,骨骼肌细胞功能收缩能大量增加肌肉的血液供应,也增加骨皮质血流量,使骨内部环境保持中性,防止了骨溶解;骨血量的增加也使更多的营养物质运送到骨细胞,带走代谢产物,提高成骨细胞活性,进而促进骨形成。

(4)运动通过提高肌力改善骨密度:运动通过增加肌力来增加骨量。临床发现,肌肉发达、肌力较强的部位骨密度也较高,而骨质疏松越严重患者的肌力和耐力越差,通过运动治疗后其临床症状和肌力都得到了改善。

2. 防治骨质疏松症的运动方法

(1)体位训练:保持正确姿势的体位训练也非常重要。在坐、立、卧位时,若不能有意识地保持正确的姿势就会使脊柱变形,甚至导致骨折。因此,对骨质疏松症患者应进行静力性体位训练:坐或立位时应伸直腰背、收缩腹肌和臀肌、增加腹压、吸气时扩胸伸背,接着收下颌和向前压肩,或坐直背靠椅;卧位时应平仰、低枕,尽量使背部伸直、坚持睡硬板床。对所有骨质疏松症患者,无论有无骨折都应进行本项训练,使其通过训练习惯这种姿势,以防骨折、驼背的发生。

(2)太极拳:太极拳是我国传统的健身运动项目,动作柔和,有节律,使全身的主要关节与肌群得到锻炼,增强关节的灵活性。太极拳通过肌肉的收缩运动产生对骨的应力,通过神经、内分泌的调节机制使成骨细胞的活性增高,刺激骨形成;同时又可使绝经后妇女的血中雌激素浓度增加,抑制破骨活性,促进钙、磷的吸收、利用,从而增加骨矿物质含量。

(3)步行:经常步行可增加钙源的沉积,减少钙的流失,从而使骨骼变强健,降低患骨质疏松症的可能性。建议穿软底运动鞋或防滑鞋,保持背部挺直、前胸展开的姿势。

(4)跑步:跑步是防治骨质疏松和增生的有效手段。长期坚持长跑的人桡尺骨、腰椎及双股骨骨矿物质含量、骨密度也较同龄人升高,骨质良好。

（5）其他运动方法:骨质疏松症患者表现脊柱后弯,胸廓畸形,使肺活量和最大换气量显著减少,往往可出现胸闷、气短、呼吸困难等症状。以下方法都有助于改善患者胸闷、气短、呼吸困难等症状,增加肺活量和最大换气量:①扩胸运动:可以加强胸、背部肌肉的锻炼;②深呼吸运动:可以加强胸部肌肉的伸展;③下肢后提运动:可以加强腰部和髋关节锻炼;④下肢前提运动:可以加强腹肌锻炼;⑤收腹运动:能加强腰背肌锻炼;⑥下肢外展运动:可以加强下肢筋骨与肌肉锻炼。

3. **运动疗法的注意问题** 由于运动主要增加用力部位的骨质,如经常跑步训练的人其跟骨骨密度的提高程度高于身体其他部位的骨骼,故应有目的地、选择性地对好发部位的相关肌群进行运动训练;运动训练应遵循循序渐进、逐渐加力、不超过患者耐受力的原则;运动训练以伸展和等长运动为主,少做屈曲和等张运动,对脊柱禁用屈曲和等张运动、禁用负重训练。

三、物理疗法

物理疗法简称理疗,指研究和使用自然或人工的物理性因素,如电磁、光能、热能等,作用于人体,通过人体自身的神经、体液及内分泌系统作用,达到预防、治疗、康复目的的方法。现代众多研究已证实,理疗能有效抑制骨吸收,增加骨形成,进而维持骨量并防止骨量减少;另外,理疗还可以消炎镇痛、兴奋神经和肌肉,改善血液循环、调节自主神经及内脏功能、减少瘢痕和组织粘连、改善肢体功能活动,防治下肢深静脉栓塞。而且物理治疗不良反应少,适应证广泛,禁忌证少,患者易于接受。

1. **物理疗法治疗骨质疏松症的适用范围**
（1）疼痛:由骨量减少、骨密度降低引起的冷、麻、酸、痒、胀等各种疼痛。
（2）感觉障碍:如肢体麻木、冷感、烧灼感等。
（3）肌力下降、运动障碍等。
（4）功能障碍:如腰、髋关节活动受限。
（5）骨小梁显微骨折:如继发性椎体骨折、髋骨骨折、桡骨骨折、肱骨骨折等。

2. **物理疗法在骨质疏松症中的应用分类**
（1）消炎止痛类物理疗法:适用于骨质疏松症引起的疼痛。凡具有消炎止痛功效的物理因子均可归入本类,主要有:①无热剂量的超短波、脉冲超短波、脉冲短波疗法等;②无热剂量微波、分米波疗法;③冷疗法;④间动电流;⑤磁疗法;⑥低频及中频电疗法;⑦激光。

（2）增加骨量类物理疗法：多数学者认为，凡能产生压电效应、改善骨皮质血液循环、增加应力负荷的物理因子都会对骨量增加起到积极作用。主要有：①电磁波；②磁疗法；③紫外线疗法；④直流或超声氟、钙离子导入；⑤温热疗法；⑥中药热敷；⑦按摩疗法；⑧高频或中频电疗。

（3）改善功能类物理疗法：一般认为骨质疏松症患者因疼痛制动、肌力下降、局部损伤、炎症及骨折制动等因素日久而致肌肉萎缩、粘连，进而引起功能障碍。因此，适当选用减少粘连、防止肌肉萎缩、帮助改善功能的物理疗法对患者功能恢复具有十分重要的意义。主要有：①音频电疗法；②温热剂量的超短波、微波疗法；③超声波疗法。

（4）促进骨折愈合类物理疗法：①超声波疗法；②温热疗法；③离子导入疗法。

（5）促进感觉、运动恢复类物理疗法：①低频及中频电疗法；②温热疗法；③针灸疗法；④按摩推拿。针灸、按摩对于缓解引起的肌肉痉挛和疼痛具有较好疗效。

3. 物理疗法在骨质疏松症中的临床应用

（1）急性期：以消炎止痛、改善功能为康复治疗目的，适用于骨质疏松症急性腰背疼痛或其他原发性、继发性疏松部位疼痛伴有原发病灶的病损期间的治疗。常用方法有：①超短波、脉冲超短波、脉冲短波疗法：一般采用对置法、无热量，每次 6~10 分钟，每日 1 次，病情急时也可每日 2 次。②微波、分米波疗法：适应证类似超短波，采用无热或微热量，打开敷料或隔一层纱布进行，每次 6~10 分钟，每日 1 次。③间动电流：患区局部，找准痛点，电极大小按病变范围而定，采用密波 1~2 分钟，疏密波及间升波各 3~5 分钟，电流量大小以患者能耐受为宜，1~2 次 /d，6~10 次 / 疗程。

（2）慢性期：物理疗法的目的是维持并渐增骨量、增强肌力、防止继发骨折，适用于骨质疏松症慢性期无骨折、或继发性疏松部位的原发病灶稳定者。常用方法：①超短波、微波疗法：超短波用于较深及较广的病变，微波用于稍浅及局限的病变。②温热疗法：常用的有红外线、日光浴、蜡疗、泥疗、中药热敷等，具有较好的消肿止痛效果。③低频及中频电疗法：如感应电、干扰电疗法、音频电疗法等，其中音频电疗法有很好的止痛、改善血液循环等作用。④电刺激疗法：长期卧床的骨质疏松症患者在静脉血管中易形成血栓，可利用电流对腓肠肌节律性刺激，促进静脉和淋巴的回流。⑤磁疗法：用动磁法或磁片贴贴于患区痛点或邻近穴位，通过脉冲磁场（pulsed electromagnetic field, PEMF）能增加骨压电位和骨密度，电场和磁场最终能以力场形式作用于骨胶原基质发生形变。

四、钙剂的运用

1. **缺钙与骨质疏松症** 钙是人体需要最多的矿物质。人体内钙的总量男性约为 1 500g,女性约为 1 000g,99% 存在于骨骼和牙齿内,其余极少部分在血液中。当机体缺钙时,因缺少构成骨的原材料而导致溶骨;加之血钙浓度下降到阈值将导致甲状腺激素分泌亢进,增加整体水平上的骨吸收,使钙由骨组织进入血液,导致单位体积的骨量减少,所以缺钙是骨质疏松症的重要原因之一。

2. **钙在骨质疏松症治疗中的作用** 药物补钙是防治骨质疏松症的重要措施之一。老年人普遍存在骨营养不良,单靠饮食补钙往往达不到生理需要量,因此 40~50 岁后,自身代谢能力减弱,钙有效吸收直线下降。故中、老年人在饮食补钙的前提下,还应该根据生理需要选择钙制剂。大量研究证实,钙的摄入量不足是影响骨量丢失和骨质疏松症发病的因素之一。

3. **钙剂的种类、用法和剂量** 常用钙制剂分无机钙和有机钙两类。无机钙含钙高,作用快,但对胃刺激性大;有机钙含量低,吸收较好,刺激性较小。

（1）无机钙:①氯化钙（含钙 27%）:每日 400~800mg,饭后服;②碳酸钙（含钙 50%）:口服,每次 0.5~1.0g,2~3 次 /d。碳酸钙在口服钙制剂中作为首选,含钙量高,吸收率好,与牛奶钙吸收率相同,价廉,服用方便。

（2）有机钙:①葡萄糖酸钙（含钙 11%）:静脉注射 0.4~2.0g/d;口服每次 1.5g,3 次 /d。②乳酸钙（含钙 13%）:口服每次 1.5g,3 次 /d。③活性钙（含钙 55%）:是一种可溶性钙盐,生物利用度高,口服每次 2g,3 次 /d。④钙尔奇 D:每片含元素钙 600mg,含维生素 D 约 125U,钙的吸收率较高,每天服 1~2 片,即可满足人体对钙的需求。

（3）目前市售的主要钙剂见表 2-1。

表 2-1 主要钙剂一览表

品名	主要成分	含钙量	日用量
乐力（药品）	氨基酸,钙及多种微量元素、维生素 C、维生素 D_3	每粒 250mg	250mg
钙尔奇 D（药品）	碳酸钙、维生素 D_3	每片 600mg	600~1 200mg
凯思立 -D（药品）	碳酸钙、维生素 D_3	每片 500mg	500~1 000mg
盖天力（药品）	氧化钙、氢氧化钙	每片 25mg	25~100mg
巨能钙（保健品）	L- 苏糖酸钙	每片 80mg	80~320mg

（4）合理补钙：中国营养学会制定成人每日钙摄入推荐量800mg（元素钙量）是维护骨骼健康的适宜剂量。达到钙最佳摄入水平的首选途径是通过膳食。与大多数钙补充剂不同的是，食物可提供各种重要的营养素。从食物中摄取钙也可降低对微量元素（铁和锌）吸收的干扰，而大剂量的钙补充剂可以产生这种干扰。对不能或不愿意从食物中获得最佳钙摄入量，而使钙供给不足者，可选用钙剂补充。

绝经后妇女和老年人每日钙摄入推荐量为1 000mg。我国老年人平均每日从饮食中获钙约为400mg，故平均每日应补充的元素钙量为500~600mg。

钙剂的选择要考虑其安全性和有效性。一般来说，推荐摄入量的钙几乎无毒性和不良反应。由于人体不能吸收和储存过量的钙，且钙的吸收率与服用该剂量的对数成正比，因此补钙应注意不间断地长期给予均衡剂量，分多次服用效果较好。

五、活性维生素D的运用

维生素D长久以来被认为是一种基本营养素，是钙平衡的重要调节因子。现已明确，真正发挥生物活性作用的是维生素D的活性代谢产物或称活化了的维生素D，简称活性维生素D。具有活性的维生素D能加强肠道内钙磷的吸收，调节PTH分泌及骨细胞的分化，促进骨形成。

1. 维生素D的合理应用原则

（1）严格控制维生素D的剂量。

（2）注意与钙剂补充协调。

（3）补充维生素D的同时还应适量补充钙、磷元素。

（4）注意维生素D与其他药物的配伍禁忌：活性维生素D代谢物与噻嗪类利尿剂合用，会导致高钙血症的危险；肾上腺皮质激素对维生素D有拮抗作用，可减少消化道对钙、磷的吸收，降低血钙浓度，当治疗由皮质激素所致的骨质疏松时，必须定期测定尿钙水平；雌激素可增加钙的吸收，应相应减少活性维生素D的剂量；阿法骨化醇与含镁制剂并用，可导致高镁血症，应予慎用。

（5）注意维生素D的禁忌证：维生素D对高钙血症、高磷血症、高脂血症、动脉硬化和心功能不全者慎用；对高磷血症伴肾性佝偻病者禁用。

（6）阳光有助于维生素D的吸收，户外运动和多接触阳光是有益的。

2. 目前临床常用制剂

（1）骨化三醇：是具有活性的维生素$D[1, 25-(OH)_2-D_3]$，无须经肝、肾羟化，直接参与骨矿物质代谢。每日口服0.25~0.5μg。

（2）阿法骨化醇：只需经肝羟化为 $1,25\text{-}(OH)_2\text{-}D_3$ 参与骨矿物质代谢，所以肾功能不全者亦可应用。$0.5\sim1.0\mu g/d$，需长期服用 3~6 个月或更长。

（李桂锦　谢跃鹏）

第三节　骨质疏松症的西药治疗

一、药物的种类与特点

临床治疗骨质疏松症的药物可分为抑制骨吸收药物如雌激素、选择性雌激素受体调节剂、双膦酸盐类、降钙素类等，促进骨形成药物如甲状旁腺激素、他汀类等，既能抑制骨吸收又能促进骨形成的药物如锶盐及其他衍生物等。

骨吸收抑制剂又称抗骨吸收剂，可通过降低骨吸收来治疗骨质疏松症。骨的强度和完整性取决于来自造血组织的破骨细胞对骨的吸收及来自骨髓基质的成骨细胞对骨的重建之间的平衡。随着年龄增长或由于疾病原因，骨吸收超过了骨形成，出现骨量丢失。骨质疏松症治疗药物中，大部分是骨吸收抑制剂，通过减少破骨细胞的生成或减少破骨细胞活性来抑制骨的吸收，防止骨量过多丢失。对快速骨量丢失（指每年骨量丢失超过 3%）的严重骨质疏松症患者可使用骨吸收抑制剂治疗。对于出现缓慢骨量丢失的患者，应用此类药物有利于维护骨小梁结构的完整性。目前的骨吸收抑制剂包括雌激素类、降钙素、双膦酸盐类等。

骨形成促进剂能刺激成骨细胞的活性，使新生骨组织及时矿化成骨，能降低骨脆性，增加骨密度及骨量。常用的骨形成促进剂有氟化物、甲状旁腺激素和同化激素。

二、抑制骨吸收药物

（一）性激素类制剂

雌激素属于骨吸收抑制剂，是防治绝经后骨质疏松症的首选药物，在绝经后 5~8 年效果最明显。当女性进入绝经期后，体内雌激素水平急剧下降，骨吸收增加，骨量丢失，诱发绝经后骨质疏松症。雌激素及雌激素类似物可直接与骨组织中雌激素受体结合，刺激成骨细胞增殖和胶原合成，抑制成骨细胞分泌骨吸收刺激因子，降低骨转换，抑制骨吸收，并可促进维生素 D_3 的产生，降低破骨细胞对甲状旁腺激素的敏感性，减少骨吸收，促进降钙素合成。

雌激素长期使用时会导致患乳腺癌、脑卒中和心脏病的危险性增加。目前，雌激素常与孕激素联合应用以减轻其副作用，而统称激素替代治疗（hormone replacement therapy，HRT）。业已公认，HRT是绝经后骨质疏松症防治中备受关注且疗效确切的治疗方案。为了使雌激素对骨的益处最大化，并降低或拮抗对乳房、子宫内膜的有害影响，目前选择性雌激素受体调节剂（selective estrogen receptor modulator，SERM）是研究热点。

1. 激素替代疗法

（1）适应证：雌激素替代疗法适用于绝经早期出现绝经症状（潮热、出汗等）并伴有雌激素水平下降所引起的骨质疏松高危因素或有骨质疏松症的妇女。除子宫、卵巢摘除者外，应用雌激素时应配合适当剂量孕激素制剂。

（2）用法：应使用最小剂量，且要个体化用药。应该注意选择个体合适的制剂和口服剂量：结合雌激素，每日0.625mg；戊酸雌二醇，每日1.5~2.0mg；炔雌醇，每日10~25mg；尼尔雌醇，每2周1~2mg；利维爱，每日1.25~2.5mg；替勃龙，每日0.625mg。

（3）禁忌证：凡患雌激素依赖性肿瘤（如乳腺癌、子宫内膜癌）、活动性肝病和结缔组织病，以及半年内患血管性血栓形成者应禁用；凡有偏头痛、血栓形成病史、家族性高甘油三酯血症、子宫肌瘤、子宫内膜异位症、乳腺癌家族史、胆囊疾病和垂体泌乳素瘤者慎用。

（4）安全性检测：服用3个月，月复查，如超声检查子宫内膜厚度和进行乳房触诊及器械检查，一旦出现禁忌情况应终止治疗。是否继续用药应根据每位妇女的特点每年进行利弊评估。

2. 选择性雌激素受体调节剂　　选择性雌激素受体调节剂是预防和治疗绝经后妇女骨质疏松症的有效药物，能明显降低椎体骨折发生率。该药的特点是对乳房和子宫内膜无不良反应，能降低雌激素受体阳性浸润性乳腺癌的发病率，不增加子宫内膜厚度或子宫内膜癌的危险性。它对血脂也有调节作用。少数患者服药期间会导致潮热、下肢疼挛及静脉栓塞的危险性增加。潮热症状严重的围绝经期妇女暂时不宜使用。有静脉栓塞病史的患者禁用，长期卧床和长时间乘坐飞机期间不用。

常用的药物有：雷诺昔芬，每日30~60mg。美国食品药品监督管理局已批准雷诺昔芬可用于绝经后骨质疏松症的预防和治疗。雷诺昔芬在骨组织中发挥雌激素样作用，不仅抑制破骨细胞的骨吸收作用，而且有促进成骨细胞的成骨作用，适用于不适合或不耐受HRT或双膦酸盐治疗的妇女。

(二)降钙素类

降钙素(calcitonin, CT)可以直接与破骨细胞的受体结合,刺激环磷酸腺苷(cAMP)产生,激活蛋白激酶,短期抑制破骨细胞活性,长期抑制破骨细胞增殖,从而抑制骨吸收,降低骨转换。此外,CT 可以作用于神经中枢特异性受体,升高内啡肽水平,具有止痛的功效。CT 对骨质疏松性骨折或骨骼变形引起的慢性疼痛以及骨肿瘤等引起的骨痛均有效,因而更适合有疼痛症状的骨质疏松症患者。常用制剂及其用法简述如下:

1. **密盖息**　为人工合成的鲑鱼降钙素,其作用是人降钙素的 10~40 倍,有注射剂和鼻喷剂 2 种剂型。有疼痛症状的骨质疏松症患者,密盖息注射剂 50~100U,皮下或肌内注射,每日或隔日 1 次;或密盖息鼻喷剂 100~200U,喷鼻,每日或隔日 1 次。不良反应可见恶心、呕吐、面部潮红、发热、眩晕和感觉异常等。对于过敏体质,用药前应做皮试;支气管哮喘者应慎用;慢性鼻炎者应慎用喷鼻剂;对本品过敏者禁用。

2. **益钙宁**　即鳗鱼降钙素,结构上用乙烯键替代了天然产物的二硫键,增加了 CT 理化性质的稳定性,同时又保留了鱼类降钙素的高效能。10U,每周 2 次,肌内注射;或 20U,每周 1 次,肌内注射。对本品过敏者禁用。

虽然降钙素在治疗骨质疏松症中起到了很大功效,但仍有许多问题需要解决,如用药的准确疗程、最佳年龄段、远期并发症、具体作用机制,以及如何消除降钙素的“脱逸”现象、口服制剂的研制、不同病种的选择等。随着上述问题的解决,降钙素的应用空间将更加广阔。

(三)双膦酸盐类

双膦酸盐类(bisphosphonates, BPs)药物是一类化学性质稳定的非生物性焦膦酸盐衍生物,是目前应用最广泛、疗效突出、能抑制骨吸收增强的药物,用于治疗老年性及糖皮质激素导致的骨质疏松、恶性肿瘤骨转移等。对于大多数骨质疏松症患者,双膦酸盐类药物可作为首选药物,最佳方案为在治疗前和治疗期间摄入足够的钙和维生素 D,定期监测血清骨转换指标水平。目前用于临床的双膦酸盐有依替膦酸盐(etidronate)、阿仑膦酸盐(alendronate)、利塞膦酸盐(risedronate)、唑来膦酸等。常用制剂及其用法简述如下:

1. **依替膦酸二钠**　为第一代双膦酸盐类代表药物,大量持续应用可增加骨量,但可降低 $1, 25\text{-}(OH)_2\text{-}D_3$ 水平、引起正常骨组织矿化障碍,为此提出了间歇性和周期性的用药方案。

2. **氯膦酸二钠**　属第一代双膦酸盐类药物,其作用机制可能通过线粒体途径导致破骨细胞凋亡,目前主要用于恶性肿瘤骨转移和恶性肿瘤引起的高钙血症。临床常用制剂：骨磷胶囊，一般每日服用 1 次，每次 400mg（1 粒），宜空腹服，6 个月为 1 个疗程。

3. 阿仑膦酸钠　是第二代双膦酸盐类药物，能选择性地抑制骨再塑周期中破骨细胞的骨吸收作用，而对成骨细胞无直接作用，故阿仑膦酸钠（ALN）抑制骨吸收而不抑制骨形成，可促进骨质疏松症患者骨密度的上升，是首个以适应证为骨质疏松症获准上市的双膦酸盐类药物。但阿仑膦酸盐与食管炎发生有关，宜餐前服药，饮水 1 杯，保持直立位至少 30 分钟。常用制剂包括福善美、固邦、天可，推荐剂量为 70mg，每周 1 次。

4. 唑来膦酸　是目前最高效的第三代双膦酸盐类药物，已在 70 多个国家上市，对骨转化活跃区有高度亲和力，主要作用于破骨细胞，促进破骨细胞凋亡，抑制骨吸收。由于其效能强大，抑制骨吸收只需小剂量，且可间隔较长的给药时间。唑来膦酸通过短时间静脉输注给药，有良好的耐受性；具有起效快、作用时间长、用药时间短及耐受性好等优点。常用制剂：密固达。用法：预防绝经后骨质疏松症，唑来膦酸 5mg，静脉滴注至少 15 分钟以上，每年只用 1 次；控制肿瘤骨转移引起的骨痛，唑来膦酸 4mg，静脉滴注不少于 15 分钟，每 3~4 周给药 1 次或遵医嘱。对内生肌酐清除率 < 35ml/min 的患者禁用。

三、促进骨形成药物

1. 甲状旁腺激素（PTH）　是甲状旁腺分泌的一种单链多肽激素，主要生理作用是调节血钙浓度，保持血钙浓度相对稳定。大剂量 PTH 可引起骨溶解，小剂量 PTH 则可导致骨松质形成和骨皮质增加，这可能与血清降钙素和 1, 25-（OH）$_2$-D$_3$ 浓度增加有关。PTH 被认为是一种很好的骨形成刺激物。PTH 和抗骨吸收药合用可减轻骨皮质分解反应。此外，增加血钙浓度也是发挥 PTH 同化作用的重要因素之一。用法：PTH 400~800U/d，皮下注射，1~6 个月。

2. 他汀类　近年来研究发现，他汀类通过调节骨形态生成蛋白（BMP2）促进骨形成，同时减少成骨细胞凋亡，抑制破骨细胞活性，增加骨密度，且脂溶性他汀比水溶性他汀骨保护作用更强。部分临床实验表明，使用他汀的患者比未使用的患者股骨骨密度高，骨折危险减少。洛伐他汀和斯伐他汀能升高小鼠牙周膜细胞碱性磷酸酶（ALP）、骨钙素（OCN）、骨唾液酸糖蛋白和 BMP-2 mRNA 表达，并通过 ERK1/2 通路促进成骨细胞分化。斯伐他汀可治疗雌激素缺乏导致的骨质疏松，升高雌激素受体（ER）α 表达，并在骨中和雌二醇起协同作用，增加骨形成速率及骨抗压强度。此外，罗苏伐他汀能促进成骨细胞分化。

3. **氟化物**　氟是人体骨骼和牙齿生长发育及新陈代谢所必需的微量元素。氟对骨骼具有特殊的亲和作用,是骨形成的强大天然刺激剂。目前认为,氟化物是作用最强、作用时间最长的,通过刺激成骨细胞有丝分裂以促进骨形成的药物,可以增加脊椎骨密度,但对骨折的影响有待于进一步评价,目前对椎体骨折的效果尚不肯定,还需注意它对外周骨折的影响。流行病学调查显示,在饮用水中含氟量高的地区,人群中骨质疏松症的发病率明显减小。世界卫生组织曾于1984年推荐用氟化物治疗骨质疏松症,但单一的氟制剂不良反应多,主要是胃肠道反应和关节痛。

四、双向调节药物

锶盐(strontium)　代表药物雷奈酸锶是既能抑制骨吸收又能促进骨形成,具有双重作用的抗骨质疏松药物。雷奈酸锶可通过降低破骨细胞活性、减少破骨细胞分化、诱导破骨细胞凋亡等多种途径抑制骨吸收,同时通过增强成骨细胞前体细胞的增殖和分化,促进骨形成,并可持续提高骨密度,具有多部位的抗骨折作用。

五、其他药物

1. **异丙氧黄酮**　主要作用有直接抑制骨吸收作用和协同雌激素促进CT分泌的间接作用。由于它不具有雌激素活性和副作用,且药物耐受性良好,因此可作为新的非激素类骨质疏松症的防治药物。目前常用量为依普拉封200~400mg/次,3次/d,2年为1个疗程。

2. **组织蛋白酶K**(cathepsin K)**抑制剂**　有研究表明,血清组织蛋白酶K水平与骨密度有很强的相关性,因此可以用作预测骨折风险的标志物。目前,组织蛋白酶K抑制剂已经成为临床治疗骨质疏松症的药物靶点,相关产品Odanacatib(ODN)正在进行上市前研究。

六、骨质疏松症的联合治疗与序贯治疗

随着对骨质疏松症发病机制的深入了解,防治骨质疏松症药物有了长足发展。目前,临床上现有的药物可使骨质疏松症患者骨折的危险性减少一半或者更多,然而,这些治疗还不能使骨质疏松症患者痊愈,或完全杜绝骨折或使骨折危险性降为零。为取得最大疗效,驱使人们寻求联合治疗(combination therapy)或序贯治疗(sequential therapy)的方法防治骨质疏松。联合治疗有广义和狭义之分:广义的包括药物干预和非药物干预的联合治疗;狭义的为

单纯防治骨质疏松症药物间的联合治疗。序贯治疗是基于对骨重建周期的认识，而采用的不同药物或干预措施的依次和周期使用。

防治骨质疏松症的药物可以分为骨吸收抑制剂（R）、骨形成促进剂（F）和其他类型药物（O），后者可能兼具促进骨形成和抑制骨吸收的双重作用。因此联合治疗可能包括以下几种联合类型：抗骨吸收药物间的联合治疗（R+R）、抗骨吸收药物和促进骨形成药物间的联合治疗（R+F）、抗骨吸收药物和其他类型药物的联合治疗（R+O），以及促进骨形成药物和其他类型药物的联合治疗（F+O）。

骨质疏松症的序贯治疗首先是由 Frost 基于对骨重建周期的认识在 20 世纪 70 年代提出的一个完整的骨重建单位，包括静止期、活化期、骨吸收期、骨形成期和矿化期等 5 个过程。这 5 个过程的程序化发生会影响骨重建的结果。如干预骨重建的过程势必影响骨重建的结果。因此 Frost 提出了 ADFR 序贯治疗的观点，即激活（activate，A）、抑制（depression，D）、停药（free，F）和重复（repeat，R）。

（李桂锦 谢跃鹏）

第四节 骨质疏松症的传统中医药治疗

一、中医治疗原则

骨质疏松症属于中医学"骨痿""骨痹"范畴。《素问·痿论》记载："肾气热，则腰脊不举，骨枯而髓减，发为骨痿。"高士宗在《素问直解》中说："痿者，四肢委弱，举动不能，如委弃不用之意。"说明痿证是指肢体筋脉弛缓，软弱无力，不能随意运动，或伴肌肉萎缩的一种病证。《素问·痹论》记载："风寒湿三气杂至，合而为痹也。其风气胜者为行痹，寒气胜者为痛痹，湿气胜者为着痹也。"认为痹证是由风、寒、湿邪气闭阻经络，导致肢体筋骨、关节、肌肉等处发生疼痛、重着、酸楚、麻木或关节屈伸不利、僵硬、肿大、变形等症状的一种疾病。根据发病时间、部位及疼痛性质不同，医家们提出很多种治疗方法，通过比较、归纳、总结出 3 种治则治法，即调补肝肾、益气健脾、活血化瘀的治则，对并发骨折者，又有肾虚骨痿、肾虚瘀血之分，并可根据病情的要求，行中西医结合或手术等综合治疗。

二、辨证治疗

骨质疏松症常见证型为肾阳虚损、肾阴亏损、脾虚血少、气滞血瘀；并发骨折者，以肾虚血瘀、肾虚骨痿证型多见，治疗则以补肾健脾、行气活血为常用大法。

（一）骨质疏松症的辨证用药

1. 肾阳虚损

证候特点：腰脊、膝关节等处冷痛，屈伸不利，形寒肢冷，肢体痿软，头目眩晕，精神倦怠，溲频清长，或小便不利，大便溏泻，舌淡胖苔薄，脉软细无力。

治法：温肾壮阳，强筋健骨。

代表方剂：右归丸。

常用药物：温补肾阳，填精补髓用熟附子、肉桂、鹿角胶；补肾摄精用杜仲、山茱萸、菟丝子；补益精血，滋阴以助阳用熟地黄、山药、枸杞子、当归。

基本处方：熟地黄 24g，山茱萸 12g，山药 12g，枸杞子 12g，菟丝子 12g，炮附子 12g，杜仲 12g，肉桂 3g（焗服），鹿角胶 15g（烊化）。

加减法：阳衰甚者可加巴戟天 12g、淫羊藿 15g，补肾壮阳；大便溏者减熟地黄等滋润滑腻之品，加入党参 18g、白术 12g、薏苡仁 30g，以益气健脾，渗湿止泄；五更泄泻者，可合用四神丸 6g（补骨脂、肉豆蔻、吴茱萸、五味子、生姜、大枣），以温脾暖肾，固肠止泻；小便不利，加车前子 12g、茯苓 12g、泽泻 15g，以渗湿利尿。

2. 肾阴亏损

证候特点：腰脊酸痛，缠绵不已，动作迟缓，足痿无力，头目眩晕，耳鸣耳聋，失眠多梦，发脱齿摇，健忘恍惚，潮热盗汗，五心烦热，咽干颧红，溲少便干，形体消瘦，舌红少津，脉细数。

治法：滋补肾阴，填精补髓。

代表方剂：左归丸

常用药物：滋养肾阴用熟地黄、山药、黄精、狗脊、桑椹子、菟丝子、女贞子、枸杞子；涩精敛汗用山茱萸；益精填髓用鹿角胶、龟甲胶、鳖甲、龟甲等。

基本处方：熟地黄 24g，山茱萸 12g，山药 12g，枸杞子 12g，菟丝子 12g，鹿角胶 15g（烊化），龟甲胶 15g（烊化）。

加减法：虚火较甚，潮热、口干、咽痛、脉数者，加知母 12g、黄柏 12g、地骨皮 12g，滋阴泻火；眩晕、耳鸣，可加牡蛎 30g（先煎）、磁石 30g（先煎），重镇潜阳；失眠者，合用朱砂安神丸 6g（黄连、朱砂、生地黄、当归、炙甘草），降火安神;大便干结,加生地黄 12g、火麻仁 12g、当归 12g,滋阴润肠通便。

3. 脾虚血少

证候特点:患处疼痛,神疲体倦,四肢乏力,形体羸弱,面色无华,头晕目眩,纳谷不馨,腹胀便溏,舌淡唇白,脉虚细无力。

治法:健脾益气,调血养血。

代表方剂:加味四君子汤合四物汤。

常用药物:益气健脾用人参、黄芪、白术、甘草、茯苓、白扁豆等;养血调血用当归、熟地黄、川芎、白芍、何首乌、桑椹、黄精等。

基本处方:党参 24g,黄芪 24g,茯苓 12g,当归 9g,白扁豆 12g,白芍 15g,川芎 9g,熟地黄 15g,白术 12g,炙甘草 6g。

加减法:胃脘胀满,加陈皮 6g、砂仁 6g,理气和胃;食积停滞,加神曲 12g、麦芽 12g、山楂 12g、鸡内金 12g,消食健胃;血虚甚者,加制首乌 15g、枸杞子 15g、鸡血藤 12g,补益精血。

4. 气滞血瘀

证候特点:周身骨节疼痛,日轻夜重,神倦乏力,面色晦暗,舌淡暗或有瘀斑、瘀点,脉沉细而涩。

治法:活血祛瘀,理气止痛。

代表方剂:身痛逐瘀汤。

常用药物:活血祛瘀用当归、赤芍、丹参、川芎、桃仁、红花等;理气止痛用没药、五灵脂、香附、牛膝、秦艽、羌活、地龙等。

基本处方:秦艽 9g,川芎 9g,桃仁 12g,牛膝 15g,红花 9g,五灵脂 12g,当归 15g,羌活 9g,香附 9g,没药 12g,地龙 12g,炙甘草 6g。

加减法:骨节痛以上肢为主,加白芷 12g、桑枝 12g、姜黄 12g、威灵仙 12g,祛风止痛;下肢痛甚者,加独活 12g、防己 12g,祛湿通络;腰脊关节痛甚者,加杜仲 15g、桑寄生 15g、续断 12g,温补肾气。

(二)骨质疏松性骨折的治疗

1. 肾虚血瘀

证候特点:伤处痛有定处,痛如锥刺,拒按,头目眩晕,心烦不眠,潮热盗汗,便秘或黑漆便,舌质淡暗或有瘀斑,脉细涩。

治法:益肾逐瘀。

代表方剂:六味地黄丸。

基本处方:熟地黄 24g,山药 15g,山茱萸 15g,牡丹皮 12g,茯苓 12g,泽泻 12g,土鳖虫 12g,大黄 9g,三七 9g。

加减法：肿胀甚，加木通 12g、泽兰 12g，利水消肿；合并神经损伤者，加黄芪 30g、威灵仙 12g、蜈蚣 2 条、地龙 12g，补气活血，通经活络；大便秘结，腹胀满，改大黄 9g 后下，加枳实 9g，通腑泄热。

2. 肾虚骨痿

证候特点：骨折前或骨折后腰脊酸痛，骨折处及全身多处骨骼不同程度压痛，稀软无力，牙齿松动，头晕耳鸣，舌质淡无苔，脉沉细。

治法：益肾壮骨。

代表方剂：肾气丸。

基本处方：炮附子 12g，熟地黄 24g，山茱萸 12g，山药 12g，茯苓 12g，牡丹皮 12g，牛膝 12g，泽泻 12g，三七 9g，肉桂 3g。

加减方：若纳差，加谷芽 12g、麦芽 12g、山楂 12g，健脾消食；便秘者，可加服麻子仁丸 6g。

三、常用中成药及专家经验方

（一）目前国内治疗骨质疏松症的常用中成药

1. 骨松宝胶囊

组成：淫羊藿、杜仲、莪术、川续断、生地等。

用法：口服，一次 3 粒，一日 3 次。

功能：补肾活血，强筋壮骨。

主治：用于骨质疏松症引起的骨折、骨痛及预防绝经后骨质疏松症。

2. 强骨胶囊

组成：骨碎补总黄酮。

用法：口服，一次 1 粒，一日 3 次。

功能：补肾、强骨、止痛。

主治：用于肾气不足所致的骨痿。骨脆易折，腰背或四肢关节疼痛，胃寒或抽筋，下肢无力。夜尿频多，原发性骨质疏松见上述症状者。

3. 金天格胶囊

组成：人工虎骨粉。

用法：口服，一次 3 粒，一日 3 次，1 个疗程为 3 个月。

功能：温肾壮骨止痛。

主治：用于腰背疼痛、腰膝酸软、下肢痿软等症状的改善。

4. 仙灵骨葆胶囊

组成：淫羊藿、续断、补骨脂、地黄、丹参、知母。

用法：口服，一次 3 粒，一日 2 次，4~6 周为 1 个疗程。

功能：滋补肝肾，活血通络，强筋壮骨。

主治：用于肝肾不足，瘀血阻络所致骨质疏松症，症见腰脊疼痛、足膝酸软、乏力等。

5. 六味地黄丸

组成：熟地黄、山茱萸、泽泻、茯苓、牡丹皮、山药。

用法：研细末，炼蜜丸，每服 10g，每日 2 次。

功能：滋阴补肾。

主治：用于肾阴亏损，虚火上炎，腰酸腿软，齿牙不固，口干思饮，耳鸣眼花，盗汗纳差等。

6. 龙牡壮骨颗粒

组成：龙骨、牡蛎、龟甲、党参、黄芪、山药、白术、麦冬、五味子等。

用法：口服，每次 6g，每日 3 次。

功能：补肝肾，强筋骨。

主治：用于老年人内分泌失调所致骨质疏松。

7. 补肾健骨胶囊

组成：狗脊、骨碎补、牛膝、桑寄生、延胡索、续断、茯苓、木瓜、蜈蚣、熟地黄等。

用法：口服，每次 4 粒，每日 3 次。

功能：滋补肝肾，强筋健骨。

主治：用于原发性骨质疏松症的肝肾不足证。

(二)治疗骨质疏松症的常用验方

1. 补肾壮骨汤

药物组成：杜仲 15g，熟地黄 15g，山茱萸 10g，骨碎补 12g，枸杞子 12g，淫羊藿 12g，党参 12g，甘草 6g，三七末（冲）3g。

用法用量：水煎 200ml，早晚 2 次分服，3 个月为 1 个疗程。

功能主治：补肾，壮骨，增髓。主治老年性骨质疏松症。

现代研究：郑玉琴等通过临床观察发现，中药补肾壮骨汤联合钙剂治疗老年性骨质疏松症能够不同程度提高骨密度，改善临床症状，促进骨形成，具有较好的疗效。苏志伟等研究表明，补肾中药能修复骨损伤，促进骨形成和抑制骨吸收，降低骨转换率，提高骨质量，维持和升高骨矿密度，改善骨微结构，增强骨生物力学性能。

2. 青娥丸

药物组成：杜仲（盐炒）480g，补骨脂（盐炒）240g，核桃仁（炒）150g，大蒜120g。

用法用量：蒜膏为丸，早晚2次分服，3个月为1个疗程。

功能主治：补肾强腰。用于肾虚腰痛，起坐不利，膝软乏力。

现代研究：熊志立等通过青娥丸对去卵大鼠的研究发现，青娥方醇提物可能使骨组织的承载能力增强而降低骨折的发生；能够降低血清ALP活性，且呈剂量依赖性；能提高骨质疏松大鼠血清骨钙素水平，促进骨形成。赵光等研究发现，青娥丸治疗绝经后骨质疏松症患者后，青娥丸组BMD有不同程度的提高，而对照组和正常组BMD均下降。

3. 补肾活血汤

药物组成：仙茅、淫羊藿、山药、山茱萸、泽泻、茯苓、牡丹皮、当归、川芎各10g，熟地黄15g，肉桂3g，附皮、青皮、陈皮各5g。

用法用量：水煎服，1日1剂，20天为1个疗程。

功能主治：温补肾阳，活血止痛。主治老年性胸腰椎骨质疏松症。

现代研究：石瑛等通过比较不同方法治疗骨质疏松性骨折的临床疗效，得出了补肾活血法合用密骨胶囊治疗能有效地加快老年骨质疏松性骨折的愈合时间，减缓患者的疼痛。罗敏等针对骨质疏松性腰背痛，在进行肾阳虚与肾阴虚的论治基础上，加用了活血化瘀之法，其疗效比单纯补虚效果显著，表明运用补肾活血法疗效较好，并提示治疗不能忽视血瘀。王文革等在对原发性骨质疏松症（OP）的治疗中得出，补肾活血汤组在控制患者疼痛和改善次要症状方面明显优于骨松宝组，但两组对骨密度的改变无显著性差异。

四、其他疗法

（一）针灸

1. **针刺取穴**　肾俞、太溪、志室、委中、腰阳关、足三里、内关。针法：针肾俞、太溪施以补法，调益肾气；补志室以填补真阴；平补平泻委中、腰阳关以宣散足太阴经及督脉之寒湿，通达经络；内关、足三里调补五脏六腑之阴阳，使阴平阳秘。

2. **艾灸取穴**　脾俞、肾俞、命门、大椎；中脘、气海、天枢、足三里。以艾条灸为主，每穴灸5~8分钟；亦可辅以针刺，施以补法，留针20~30分钟。每日或隔日1次，两组交替。

3. **耳针** 取内分泌、肾上腺、心、肝、肾、肺、脾、大肠、三焦等穴位交替用王不留行压穴,长期治疗才能收到良好效果。

(二)针刀疗法

俯卧位,腹下垫枕,主要于胸腰部脊柱区(棘突、棘突间、棘旁、第3腰椎横突尖、骶髂关节等)寻找阳性反应点(压痛点或筋结点),用甲紫溶液做一点状进针标记,术区按西医外科手术要求常规消毒铺巾。医者戴一次性帽子、口罩和无菌手套,治疗时可先在治疗点给予0.25%~0.5%利多卡因溶液(每点1~2ml)局部皮下浸润麻醉,选用汉章3号或4号针刀,在标记处刀口线与脊柱纵轴平行,按四步进针法进针刀,垂直于皮肤快速进针,达骨面后稍提起,行纵行疏通,横行剥离出针。出针后均需按压3~5分钟,防止出血,创可贴敷贴治疗点,嘱患者平卧30分钟,3天内卧床休息为主。每次选3~5个治疗点,每7天治疗1次,持续3周。

(三)推拿治疗

穴取中脘、关元、足三里、三阴交、肾俞、脾俞、胃俞等,主要手法有擦、揉、按、摩、点、擦等。具体操作为:患者取俯卧位,先用擦法充分放松其腰背部紧张痉挛的肌肉;然后用揉法,要揉中带推,使患者的身体跟着手法有节律地产生左右旋转滚动,达到松解轻微错位的目的,调节腰背肌平衡;再用按法从上至下按压脊椎数次,重点按压有突起的棘突,用小到中等的力量,使一些退变失稳错位的椎体得到整复;最后用点法点按足太阳膀胱经的常用穴位,如肝俞、脾俞、肾俞、委中及昆仑等;有向两胁放射痛者,可加用擦法横擦两胁;合并腹痛者,可给予摩腹手法治疗。每天或隔天1次,10天为1个疗程。

(四)气功疗法

练习太极拳、五禽戏等动静结合的气功并持之以恒,可增加骨质含量。健身气功"五禽戏"是东汉名医华佗根据古代导引吐纳之术,模仿了虎、鹿、熊、猿、鹤5种动物的活动特点,并结合人体创编的导引套路。它历史悠久,具有简单易学、行之有效等优点,适宜老年人习练。从医疗健身的角度看,五禽戏每一戏的动作都有特定的功效:虎戏能旺盛精力,充沛脏气;鹿戏可强肝益肾,增强脾胃功能;熊戏能安神壮体,平疏肝火;猿戏可使人耳聪目明,脑健身轻;鹤戏可以舒畅筋络,活血易筋。实践证明,五禽戏对运动系统、心血管系统、消化系统、神经系统等病症都有一定的疗效。

(李桂锦 梁 康)

第五节 益骨汤组方及研究成果

姚新苗认为,骨质疏松症病变在骨,其本在肾。其病性多虚多瘀、本虚标实。本虚责于脾肾,而标实则多系瘀血、痰湿、气滞。故骨质疏松症的病因病机可归纳为三点:①肾虚是骨质疏松根本病因;②脾肾亏虚为重要病机;③血瘀是骨质疏松的病理产物和促进因素。故补肾壮骨、健脾益气、活血化瘀是中医治疗骨质疏松症的指导原则。在此原则的指导下,结合多年临床经验,总结出治疗骨质疏松症的经验方——益骨汤,由补骨脂、骨碎补、生地黄、淫羊藿、怀山药、丹参等6味中药配伍而成。选用补骨脂、骨碎补为君药,以补肾填精,强壮筋骨;因脾为后天之源,脾主肌肉,方取怀山药为臣药;因久病必瘀,而致疼痛,选用丹参活血化瘀;同时选用生地黄清热凉血,养阴生津。

益骨汤是姚新苗根据补肾活血法提炼的治疗骨质疏松症的经验方。自1996年开始,姚新苗从事以益骨汤为代表的补肾活血法防治骨质疏松症的临床与实验研究。益骨汤(益骨口服液)现被批准为医院内制剂并应用于临床,获得较好的社会效益与经济效益。在姚新苗的带领下,团队进行了大量的临床与实验研究,主要成果总结如下:①益骨汤能够促进成骨细胞分化、增殖,提高其活性,抑制骨吸收,具有治疗骨质疏松作用。②益骨口服液能补肾活血。《灵枢·本脏》曰:"血和则经脉流行,营复阴阳,筋骨劲强,关节清利矣。"实验证明,气血充盈能够降低 COX-2、PGE_2、cAMP 等炎性因子的含量,从而对骨质疏松具有一定的抑制作用。③益骨汤含药血清能明显增加成骨细胞 BMP-mRNA 的表达量,从而提高对骨吸收环节的抑制作用。④益骨口服液能降低模型大鼠血浆内皮素和血小板膜糖蛋白 CD62p、CD63 的含量,说明益骨口服液能改变骨质疏松血瘀病理状态与改善血液相关微观分子的作用有关。⑤益骨汤含药血清具有促进早期成骨细胞增殖与分化的作用。⑥益骨口服液能提高去势大鼠痛阈,抑制大鼠骨质疏松疼痛,其机制与提高骨密度以及降低外周血炎性因子、血管内皮素(ET)、血小板活化功能(CD62p、CD63)等有关。

益骨汤组成药物中有多味已被证实具有治疗骨质疏松的作用。蔡玉霞等研究发现,补骨脂能够调节机体骨代谢,促进去卵巢骨质疏松大鼠骨密度增加。丁小刚等研究发现,骨碎补总黄酮可以有效提高老年性骨质疏松症患者血清骨钙素水平及腰椎和髋关节骨密度。李青南等研究表明,淫羊藿能选择性地部分抑制去睾丸后大鼠的骨高转化率,而不减少已增加的矿化骨,能减少骨吸收率,防治激素致骨质疏松症。Oh KO 等研究发现,地黄提取液能够缓解卵巢切除诱导的骨质疏松小鼠骨密度,增加骨小梁的面积并促进成骨细胞的增殖。肖柳斌等发现,丹参能治疗激素引起的骨质疏松,促进成骨细胞的增殖。

　　基于前期大量研究表明,补肾活血法代表方益骨汤能有效促进成骨细胞的增殖分化;提高血清 OCN、血清 Ca^{2+} 水平;改善骨生物力学性能,达到防治骨质疏松症的目的。实验研究表明,益骨汤治疗骨质疏松症主要是通过促进成骨细胞增殖来实现的,而对破骨细胞的干预机制目前尚需进一步深入研究。

（李桂锦　姚新苗）

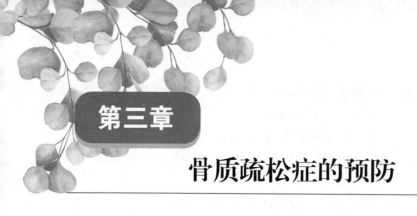

第三章

骨质疏松症的预防

第一节　骨质疏松症的预防总论

一、预防目的及意义

骨质疏松严重威胁着中老年人的生命健康安全,防治骨质疏松是提高生命质量的环节之一。骨质疏松是进行性而又不可逆的病理过程,一旦发生骨质丢失便很难恢复骨的正常结构。只有做好早期预防才能有效地降低骨质疏松症的发病率及其危害性,因此对于本病的预防比治疗更为现实和重要。

二、三级预防原则

骨质疏松症给患者的生活带来极大不便和痛苦,治疗收效很慢,一旦骨折又可危及生命,因此,要特别强调落实三级预防。

一级预防是无病防病。应从儿童、青少年做起,注意合理膳食营养,多食用含钙、磷高的食品,如鱼、虾、牛奶、乳制品、骨头汤、鸡蛋、豆类、粗杂粮、绿叶蔬菜等。坚持科学的生活方式,如坚持体育锻炼,多接受日光浴,不吸烟,不饮酒,少喝咖啡、浓茶及含碳酸的饮料,少吃糖及食盐,动物蛋白也不宜过多食用,晚婚、少育,哺乳期不宜过长,尽可能保存体内钙质,丰富钙库,将骨峰值提高到最大值是预防生命后期骨质疏松症的最佳措施。对有遗传基因的高危人群,重点随访,早期防治。

二级预防是有病早治。通过调查和骨密度筛查,早发现,早诊断,早治疗,加强对骨质疏松症易患人群的监护和健康指导,通过药物与非药物手段,缓解骨痛,增进健康,延缓衰老,提高生活质量。

三级预防是综合防治,重点是防止骨折。

(1)预防骨质疏松症:注意均衡营养,获得足够的钙剂,保证骨量;注意锻炼身体,改善骨代谢,保障良好的骨结构。

（2）治疗骨质疏松症，预防再次骨折的发生：①药物治疗（钙制剂、活性维生素D、双膦酸盐、降钙素、雌激素、中药等）；②含钙食品（奶制品、豆类、蔬菜、虾皮等海产品）；③充足的日照和适量运动（散步、慢跑、体操等）。

（3）消除引起骨折的非骨骼因素：①日常活动注意安全，避免摔倒；②选择适当的锻炼方法，以免受伤；③营造良好的居室环境和照明设施；④改善着装，使行动方便；⑤调整药物，保持较好的精神状态；⑥高龄老人外出要有人照顾等。

三、原卫生部关于骨质疏松防治的11点提示

1. 骨质疏松症是可防可治的慢性病。

2. 人的各个年龄阶段都应当注重骨质疏松的预防，婴幼儿和年轻人的生活方式都与成年后骨质疏松的发生有密切联系。

3. 富含钙、低盐和适量蛋白质的均衡饮食对预防骨质疏松有益。

4. 无论男性或女性，吸烟都会增加骨折的风险。

5. 不过量饮酒。每日饮酒量应当控制在标准啤酒570ml、白酒60ml、葡萄酒240ml或开胃酒120ml之内。

6. 步行或跑步等能够起到提高骨强度的作用。

7. 平均每天至少20分钟日照。充足的光照会对维生素D的生成及钙质吸收起到非常关键的作用。

8. 负重运动可以让身体获得及保持最大的骨强度。

9. 预防跌倒。老年人90%以上的骨折由跌倒引起。

10. 高危人群应当尽早到正规医院进行骨质疏松检测，早诊断。

11. 相对不治疗而言，骨质疏松症任何阶段开始治疗都不晚，但早诊断和早治疗会大大受益。

四、预防的开展

骨质疏松症三级预防和社区管理计划的落实，教育是关键，包括专业医护人员教育、公众教育和骨质疏松患者教育。

1. **医护人员教育**　向全国医务人员提供指南单行本，学术团体应负责各地医生的培训，宣传国内外骨质疏松流行趋势，年龄、性别分布，危险因素等；对骨质疏松患者的干预要点，强调预防重于治疗，改变低钙饮食结构和适量运动是防治骨质疏松的基础，强调早发现、早干预的重要性。

2. **公众教育**　利用媒体在全国范围内进行大规模的科普宣传，通过健康

教育帮助每个人了解什么是骨质疏松、骨质疏松的危害,提高骨质疏松的知晓率,提高患者采纳有利于健康的行为和生活方式的自觉性,促进患者掌握防治骨质疏松的知识和技能,以便早发现、早预防、早控制骨质疏松,防止骨折,提高生活质量。

3. **完善社区骨质疏松防治体系** 社区防治和卫生服务的组织形式是以当地政府为领导,社区医院为中心,社区卫生服务站为网点,全科医生为骨干,社区居民和家庭为对象的社区卫生服务和骨质疏松及慢病防治网,开展以医疗、预防、卫生防疫、保健、康复,慢病管理和健康促进为一体的优质、方便和经济的社区卫生服务。

4. **建立骨质疏松门诊** 骨质疏松门诊的职责:①为患者建立个人病历,详细填写骨质疏松调查表,进行体检和危险因素评估,对高危患者可进行骨密度和生化检查,对患者进行诊断和鉴别诊断;②为骨质疏松患者制订个体化的治疗方案和综合干预措施;③定期随访,进行疗效评价和病历总结;④有条件者可进行骨质疏松干预措施的临床观察;⑤指导健康管理门诊。

(李桂锦 梁 康)

第二节 预 防 措 施

一、高危人群的检出

有以下因素者属于骨质疏松症的高危人群:老龄,女性绝经,母系家族史(尤其髋部骨折家族史),低体重,性激素低下,吸烟,过度饮酒或咖啡,体力活动少,饮食中钙和/或维生素 D 缺乏(光照少或摄入少),有影响骨代谢的疾病。对骨质疏松症的高危人群要切实认真关心,采取骨保护措施。根据不同人群的特点和个体差异,采取不同的防治措施,有条件时对高危人群做定期骨密度测定,根据骨量丢失的量及速度,给予不同的防治方法。如给予钙和维生素 D 补充预防,适量的雌激素替代治疗及其他抗骨质疏松药物的应用。对中老年人最主要的是定期进行体检及早期发现相关疾病,及早采取有效预防手段,尽量避免长期使用易导致骨质疏松的药物,饮食结构要合理,坚持户外运动,防止摔倒,保持健康的骨骼、强健的体魄。

二、生活方式的改变

心理因素是关系着疾病预后转归的重要因素之一。良好的生活习惯、健康的心理状态在骨质疏松症的防治中起着重要作用。此外,骨质疏松症患者还应保持良好的姿势,改良家庭生活设施,注意预防跌倒,防止骨质疏松性骨折的发生。

1. **保持健康的心态** 良好的情绪有利于内分泌系统功能的调节,维持人体激素代谢水平,促进蛋白质、维生素及钙磷等营养素的吸收,从而对骨的形成起到协同作用。绝经后妇女及老年人更应该注意心理的自我调节,消除精神紧张及烦躁不安的心理。

2. **戒烟限酒,少喝浓茶、咖啡及碳酸饮料** 研究表明,酗酒、嗜烟、过量摄入咖啡因和碳酸饮料均是骨质疏松症的发病危险因素。因此,养成良好生活习惯,远离高危致病因素,有助于预防骨质疏松。

3. **坚持户外运动,合理体育锻炼** 体力活动能刺激成骨细胞活动,有利于骨质形成,故经常进行体育锻炼有助于预防骨质疏松症。40 岁以上的人应选择适当的运动方式,防止骨量丢失,如经常进行长跑、打拳、登山等。对于生活不能自理或需要暂时卧床的,应在床上进行四肢、腹背肌肉的运动,或者让家人帮助其进行各关节适当活动,以达到运动目的,防止骨质疏松进一步加重。

4. **日光浴** 紫外线可促使皮肤产生维生素 D_2 和维生素 D_3,它们是骨骼代谢的重要物质。太阳光中有大量紫外线,可有效地促进皮肤维生素的转化,起到预防骨质疏松的作用。尤其是老年人应该经常到室外适当地晒晒太阳、散散步,以补充维生素 D。

5. 保持良好姿势,避免跌倒,预防骨质疏松性骨折。

三、膳食结构的改变

1. **多食含钙量丰富食品** 我国居民基本属于贫钙膳食,人们逐渐认识到补钙对整个骨骼系统均有影响,钙可降低骨折的发生率。合理选择食物,保证供给足量的钙和维生素 D 等营养素,对骨质疏松症的发展有一定的减缓作用。人们日常饮食一般不会使身体缺钙,随着年龄的增长,身体吸收钙的能力逐渐下降,所以要增加钙的吸收量,就应多食含钙量丰富的食品、含维生素 D 较高的食物,如奶及奶制品、贝虾类、禽蛋类、海鱼、动物肝、蛋黄等。

2. **控制脂肪摄入量** 膳食脂肪,特别是饱和脂肪酸过多时可抑制钙的吸收,脂肪与钙结合形成不溶性钙皂由粪便排出,使结合钙丢失。

3. **节制蛋白质及咖啡的入量**　膳食蛋白质含量增高时，尿钙排出明显增多。据研究资料，每增加 1g 蛋白质摄入，钙排出约增加 10g，故长期摄入高蛋白会增加体内钙的丢失，容易引起骨质疏松症。咖啡食入过多，使钙从尿及大便中排出，不利于骨量增加。

四、适时适量补钙

人一生中骨密度峰值达到的年龄和峰值的高度与骨质疏松症发生的时间和严重程度有密切关系。据研究，青春期和青春期钙的营养状况对骨密度峰值高低确有显著影响，如果这个时期能供给充足的钙，就能使骨密度峰值达到最高。保证绝经期和老年期具有较致密的骨质，可使骨质疏松发生的年龄推迟，并减少骨折的危险性。所以，青少年时期就应注意钙的补充。钙的摄入量增加可明显提高骨密度峰值，但摄入过多会产生副作用。研究表明，青少年和成人每日摄入的钙在 2 000mg 以内是安全的，当摄入量超过 2 500mg 时可引起尿钙排出增加、血钙升高、便秘等，并可干扰 Fe、P、Zn 等元素的吸收。因此，钙的补充应适量。根据我国营养素供给量标准，1~14 岁儿童每日钙的摄入量应为 600~1 000mg，14~16 岁应为 1 200mg，成人为 800mg，孕妇和乳母为 1 000~1 500mg。根据各阶段实际情况，正确选用钙剂及同时补充维生素 D 对预防骨质疏松症尤为重要。

五、中医药防治

中医药在骨质疏松症的预防上，强调"治未病"的养生防病理念，以其独特的理论，有效的预防措施，体现出其在骨质疏松症预防方面的特有优势。中医学理论认为"正气存内，邪不可干"。因此，预防骨质疏松症的根本是要重视顾护和培植人体正气，增加骨量储备，提高抗御危险致病因素的能力，阻止骨质流失，增强机体自身调节骨代谢的功能；同时也要在日常饮食起居中注意外避邪气，尽量避免致病因素的干扰，从而达到预防骨质疏松症的目的。

1. **"治未病"思想及其核心理念**　"治未病"是中医理论的重要组成部分，"未病而治"的预防医学思想贯穿于养生、防病理论的始终。汉代张仲景根据"治未病"的思想提出"见肝之病，知肝传脾，当先实脾"的已病防传的治则，并指导于临床，至今仍有重要的意义。越来越多的中医学者反复强调"上工必须治未病"。《素问·四气调神大论》记载："是故圣人不治已病治未病，不治已乱治未乱，此之谓也。""治未病"思想一直指导着中医的临床实践和防病保健。它体现了中医"重生命，重养生，防患于未然"的防治理念，同时也体现了养生防病是医学的根本目的。它强调以"天人相应"的整体思想为指导，顺应自然界四时气候及地理环境的变化，主动地调养饮食与情志，全面地调摄形与神，从而达到防病保健的目的。中医"治未病"包括未病先防、有病早治、既病防变、盛病防危、新愈防复5个方面。

2. 未病先防——健脾补肾，壮骨固本　未病先防是在正常人群中提倡摄生，注意采取恰当的养生保健方法，以防止疾病的发生和蔓延。"食饮有节，起居有常，不妄作劳""精神内守，病安从来"和"正气内存，邪不可干"，提示若能内养正气，使身体强壮，就可以抵御外邪侵袭，使人"苛疾不起"或少生病、"度百岁乃去"，这是预防疾病的关键所在。中医学认为"肾为先天之本"，其主要功能是藏精、主骨、生髓，人的生长发育与生殖主要依赖肾的功能健全。"脾为后天之本，气血生化之源"，脾气充盛健全，水谷精微运化正常，则生化气血有源，为骨骼的生长发育提供物质基础。因此，健脾补肾、壮骨固本是中医防治骨质疏松症的根本原则。根据此原则，姚新苗于每年11月开始以益骨汤加减制作膏方预防骨质疏松症的发生，以益骨汤（山药、生地黄、骨碎补、补骨脂、丹参）为基础并进行随证加减：肾阳虚型加用仙茅、淫羊藿；肾阴虚型加用枸杞子、熟地黄；气血虚型加黄芪、白术；气滞血瘀型加川芎、鸡血藤等。

3. 适时养生——饮食有节，起居有常　中医理论认为人与自然界是一个整体，如《灵枢·岁露论》指出"人与天地相参也，与日月相应也"，说明自然界的运动变化，会影响人体脏腑功能、气血运行而致病，所以强调顺应自然变化规律，做到"起居有常"。中老年人肝肾亏虚，多易感受风寒湿邪，秋冬季节应躲避风寒，春季逐渐增加室外活动，以适时养生，预防骨质疏松症的发生。又如《素问·金匮真言论》言："五脏应四时，各有收受乎？"说明五脏的功能活动与四时阴阳相适应，所以应顺从四时气候的变化规律来调理脏腑，调畅气血，以适应自然界的生、长、化、收、藏的变化，才能保持人体内外阴阳的相对平衡。

饮食失节、脾胃失调是骨质疏松症好发的重要因素。脾胃为人体后天之本，生化之源。肾主骨，藏精，滋养骨髓，在人体骨的生长过程中发挥着重要作用，但必须赖脾胃的濡养才能发挥作用。《灵枢·决气》云："谷入气满，淖泽注于骨，骨属屈伸，泄泽，补益脑髓，皮肤润泽，是谓液。"所以只有脾胃运化正常，才能气血生化有源，津液得生，骨髓充足，筋骨得养。现代人生活水平提高，更需要合理膳食。老年人脾胃虚弱，当饮食清淡，多食五谷杂粮，补充新鲜蔬菜水果，辅以适量肉食，以充五脏精气，不应偏食致脏腑功能失衡，不宜过量食用肥甘伤其脾胃气机。中年人身体强壮,所需营养最多,谷、果、菜、肉宜相互搭配得当,缺一不可。酒虽可通行气血,但易留湿脾胃,酿湿成痰,使脾不升清,胃不降浊,水谷不得布散,痰湿阻络,筋骨无养,故酒不可多饮。老年人肾气衰,骨质疏松趋势增加,可适当食用补肾之品,但应因人而宜,辨证饮食。《素问·宣明五气》提出五味所禁:"辛走气,气病无多食辛;咸走血,血病无多食咸;苦走骨,骨病无多食苦;甘走肉,肉病无多食甘;酸走筋,筋病无多食酸。"

4. 情志养生——调畅情志,修身养性 精神状态是衡量一个人健康状况的首要标准。《素问·上古天真论》谓:"恬惔虚无,真气从之,精神内守,病安从来。"骨质疏松症是一种退行性疾病,患者多是老年人,思想负担重,多有忧虑、消极、自卑等不良情绪,应主动与患者交流,讲解有关知识,耐心宣教,消除患者心理负担。精神调摄主要体现在兴奋与抑制的相互克制方面,从而达到"阴平阳秘,精神乃治"的目的。若精神失调,七情太过,造成阴阳失调,过亢则害,如"怒伤肝""恐伤肾""思伤脾""怒则气上""恐则气下""思则气结",会降低免疫功能而致病。因此调节情志,恬惔虚无,保持心情舒畅,气机条达,减少围绝经期、绝经后妇女及老年人骨矿物质丢失,可降低骨质疏松症的发病率。可见调养精神,就是人类随时调节自己的情志,适应环境变化,以保证身心健康的重要方法。

5. 食疗养生——药食同源,辨证施膳 中医食疗不仅有悠久的历史,而且基于药食同源、药食同功、药食同理,认为食物除了具有营养价值外,还各具药物价值,可以用来防治多种疾病。历代本草均有相关记载,内容丰富,诸如山药健脾胃、益肝肾、补虚强体、固肾益精;红枣补脾和胃、益气生津;芝麻润燥滑肠、补肝益肾;龙眼开胃益脾、补气血;核桃仁补肾固精、益气养血;韭菜温中行气、固肾精、壮肾阳;粳米补中益气、健脾和胃等等。此外,可用于食疗的常用中药有:黄芪补气血、补肾益精;丁香温中补肾助阳;当归补血活血;肉苁蓉补肾壮阳、益精养血;枸杞补肾益精、养肝明目。兹举在中医辨证论治(施膳)理论指导下,骨质疏松症常见类型的食疗药膳处方数例,以供临床参考:

(1)肝肾亏虚型:腰背酸痛,两膝酸软,不能久立,或见足跟疼痛,或自发性骨折,或伴眩晕耳鸣,或兼见五心烦热、口燥舌干,舌质红少苔,脉细数。

1)枸杞羊肾粥:枸杞15g,肉苁蓉10g,羊肾1只,粳米50g。将羊肾剖开,去内筋膜,切碎,同枸杞、粳米、肉苁蓉放入锅内,加水适量,文火煎煮,待粥将熟时,加入食盐调味。此为1日量,分早、晚2次服食(下同)。可补益肝肾,填精壮骨。

2）怀杞甲鱼汤：怀山药 15g，枸杞 10g，甲鱼 1 只（约 500g）。甲鱼放入热水中宰杀，剖开洗净，去肠脏，与各用料一起炖熟，加入姜、盐、酒少许调味即可。能补养肝肾、滋阴壮骨。

（2）脾肾两虚型：腰酸腿痛，肢倦乏力，畏寒怯冷，或伴浮肿，食欲不振，腹胀，舌胖苔白，脉虚软无力。

1）核桃补肾粥：核桃仁、粳米各 30g，莲子、山药、黑眉豆各 15g，巴戟天 10g，锁阳 6g。将上述用料洗净，黑眉豆可先行泡软，莲子去心，核桃仁捣碎，巴戟天与锁阳用纱布包裹，同入深锅中，加水煮至米烂粥成，捞出巴戟天、锁阳药包，调味咸甜不拘，酌量服食。有补肾壮阳、健脾益气的功效。

2）杜仲山药粥：鲜山药 50g，杜仲、续断各 10g，糯米 50g。先煎续断、杜仲，去渣取汁，后入糯米及捣碎的山药，共煮为粥。可温补脾肾，强壮筋骨。

（李桂锦　梁　康）

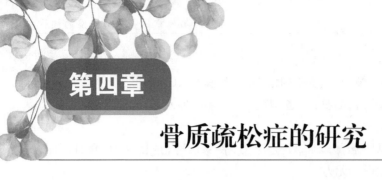

第四章

骨质疏松症的研究

第一节　骨质疏松症的实验研究现状

骨质疏松症（osteoporosis，OP）是一种以骨量降低和骨组织微结构破坏为特征，导致骨脆性增加和易于骨折的代谢性骨病。临床上，骨质疏松症按病因可分为原发性和继发性2类。原发性OP又分Ⅰ型（绝经后骨质疏松症）、Ⅱ型（老年性骨质疏松症）和特发性青少年低骨量和骨质疏松症。继发性OP的原发病因明确，常由内分泌代谢疾病（如性腺功能减退症、甲状腺功能亢进症、甲状旁腺功能亢进症、库欣综合征、1型糖尿病等）及全身性疾病引起。目前，人们对骨质疏松的发病机制尚缺乏清晰的认识，在针对骨质疏松发生机制的各种研究方法中，动物模型是目前较为常用的一种研究方法。正确地使用动物模型，不仅可以避免实验研究对人体的各种伤害，并且还能在较短的时间内成功地模拟疾病的病理状态。本节主要从常见的骨质疏松症的动物模型、构建及评价，骨代谢相关信号通路与骨质疏松症的相关研究等方面简要介绍目前骨质疏松症的实验研究现状。

一、骨质疏松症常见的动物模型

1. **理想的动物模型**　理想的骨质疏松实验动物模型应该满足以下条件：①再现性好，模型与人类骨质疏松症临床症状和组织行为尽可能相似；②重复性好，在一定的条件下，由不同实验人员或同一实验人员在不同时间进行操作，模型能够很好地被重复出来；③动物模型能够反映骨质疏松症时骨代谢、微结构的变化；④与临床的一致性，模型的处理因素尽可能与临床发病病因相一致；⑤实验动物容易获得，价格低廉，造模周期较短；⑥实验动物能满足实验技术要求，便于操作和取材。然而目前常用的实验动物均不尽理想，在实验研究中各有长短。

2. 目前常用的骨质疏松症动物模型

（1）小鼠：小鼠适用于研究老年人骨质疏松。SAM/P6 小鼠是一种衰老加速的小鼠，是唯一能证明增龄性骨脆性骨折的实验动物，随年龄的增加骨量丢失，并且雌雄间无明显差异。小鼠作为骨质疏松症动物模型也有一定的缺点：骨骼太小、取血清少、动情期不受下丘脑-垂体轴调节因素的影响。随着基因技术的飞速发展，小鼠基因组结构、组织细胞学特征与人类相近的优势使其在骨质疏松症研究中的应用也将逐渐增加。有学者对 SAM/P6 小鼠进行了全基因组扫描分析，发现了 3 个与 SAM/P6 小鼠骨量相关的位点，其中：13 号染色体上位点编码的 pbd3 与小鼠成熟前骨骼的发育有关；X 染色体编码的 pbd3 参与了小鼠成熟后骨量的丢失。应用转基因小鼠模型转入胰岛素样生长因子结合蛋白，小鼠成骨细胞功能降低，骨小梁的容量和骨量也减少。程少丹等研究护骨因子基因敲除纯合子小鼠骨质疏松发生情况，发现护骨因子基因敲除小鼠出现了明显骨质疏松。

（2）大鼠：大鼠寿命约 2.5~3 年。常用于骨质疏松症研究的是大鼠 SD 和 Wistar 大鼠。大鼠 2.5 月龄性成熟，10 月龄以后骨骼成熟，12 月龄时骨骼的各项指标达到峰值。而实验中，研究人员常选择 3 或 6 月龄大鼠，因为低骨量峰值是人类骨质疏松性骨折的危险因素，而骨骼未成熟大鼠可以很好地模拟这一因素，所以成为研究内分泌、营养和环境对骨质疏松影响的合适模型。大鼠用于绝经后骨质疏松症的研究始于 20 世纪 80 年代中期，切除双侧卵巢的大鼠和绝经后女性骨的丢失有许多相似点：骨吸收超过了骨的形成；骨内膜骨吸收增强，骨外膜骨形成增多，致使长骨的骨髓腔扩大，但皮质骨丢失不明显；骨量丢失以松质骨为主；肠道对钙的吸收减少等。大鼠对双膦酸盐、雌激素、甲状旁腺激素和降钙素等的反应也与人类相似。此外，大鼠模型有体积小、饲养方便、繁殖快、价格较低、模型成熟、造模因素单一、重复性良好等优点，使其成为骨质疏松症研究中最常用的模型动物。但是，大鼠缺少真正的板层骨，不能进行与人类一样的骨小梁的重塑；皮质骨缺少哈弗斯系统，年轻的大鼠缺少基本的多腔隙单元为基础的重塑能力；骨骺闭合迟；骨重建周期短；去卵巢后不发生脆性骨折；生命周期短，体积小，不能大量采取血样本和多次进行骨组织活检。

（3）家兔：家兔是良好的进行骨质疏松研究的模型动物。自然寿命 4~6 年，性成熟期为 6 个月左右，性成熟后骨骼即发育成熟，1 年以上达到老年。成熟的家兔体积比鼠大，可以提供更多的骨骼标本，进行反复血液标本采集；但比其他大体积动物小，因而饲养方便、经济适用；与人类相似，性成熟后不久，骺板钙化闭合；骨骼转化率快，重建周期约 70 天，短期内即可观察到骨组织变化；成年兔有完整的哈弗斯系统，比鼠更接近人类。有研究显示，双侧卵巢切除的家兔使用糖皮质激素诱导 4 周，骨密度减少 19.5%，而连续使用 8 周，骨密度减低了 36%，足以达到人类骨质疏松症的诊断标准。对于单独使用糖皮质激素诱导多长时间能制造出模型尚有争议，有人单独应用糖皮质激素 4 周，骨密度显著下降，而有人使用 6 周尚未见与对照组有明显差异，直至第 10 周才出现差异。双侧卵巢切除的新西兰兔低钙（0.07% 的钙）饮食 6 周，骨密度减低以颅骨最为明显，其次是颈椎，但胫骨无显著变化。家兔松质骨含量少，骨计量检测不便；单独的双侧卵巢切除 10 周并不能引起明显的骨密度减低，可能需要 16 周以上。

（4）狗：狗主要用作失用性和激素诱导性骨质疏松动物模型。其优势在于：体型大小适中，饲养管理方便；可以反复取骨活检和采取血液标本，有利于长期观察；骨骼可以植入人工装置，模仿人类手术；胃肠系统与人类接近；其骨代谢和骨结构特征、松质骨与皮质骨的比例与人类相似；皮质骨有哈弗斯系统是其突出优点；去睾丸狗有类似人类骨吸收大于骨形成的改变。但是，双侧卵巢切除后不能有效地诱导出骨质疏松症，因而难用作绝经后骨质疏松动物模型。

（5）羊：常用的羊有山羊和绵羊。羊性格温顺，易于饲养；寿命较长（10~15 年），体格适宜，可以长期提供实验所需的骨组织活检标本、大量的血液和尿液标本；可以植入人工假体；高龄绵羊有哈弗斯系统的重建；雌性成年羊自动排卵，且与人类排卵周期相似；髂嵴结构、氟化物在骨的沉积和对骨细胞的毒性反应与人类相似。但是羊也有明显的缺点：食草动物，消化系统与人类不同；骨代谢随季节变化，骨密度冬季最低、春季和夏季高；无自然绝经期；双侧卵巢切除后引起的骨量丢失难以达到人类骨质疏松症的水平并且只是短暂效应等。

（6）猪：由于猪的解剖结构、生理和病理生理等方面与人类有很多共同点，因而是生物医学研究中常用的实验动物。但由于其体积和体重过大，不论从经济还是实际操作方面考虑，均限制了其应用。而经过基因改造的小型猪和微型猪基本克服了这一缺点。小体积猪是杂食动物，与人类消化系统极为类似，给予同人类饮食相近的食物喂养，有利于代谢性疾病的研究；雌激素周期性变化，一个周期约 19.5 天，与人类接近；骨骼结构，骨重建和骨转化与人类类似；骨骼大，可以接受人工装置；可取血液标本量大，可多次取骨组织活检。小型猪的缺点是价格高，来源少；子宫血管易破裂，卵巢子宫切除困难；骨密度易受钙摄入的影响。

（7）非人类灵长类动物：灵长类是进化树中与人类最近的动物，其用作生物医学研究动物模型的价值极大，优势突出。选择非人类灵长类动物进行实验必须有可靠全面的科学依据，并且有其他低等动物的相关实验为基础。灵长类动物的各组织器官最为接近人类；一些灵长类动物身体保持直立，骨骼的生物力学特性近似人类；雌性动物出现周期性的月经；与年龄相关的体内各种骨代谢及激素水平改变与人类类似；存在随年龄增长的骨丢失。然而，用灵长类动物做实验，动物保护方面限制多；来源有限，价格昂贵；饲养管理困难，实验周期长；可能携带和传播疾病，这些因素均极大地限制了灵长类动物在骨质疏松实验中的应用。

（8）转基因动物：在转基因技术发明之前，自然突变个体是获取遗传疾病模型的唯一途径。目前，可以通过精确的失活或增强修复某些基因的表达来制作各种人类疾病的动物模型。现多采用基因敲除来制作骨质疏松的动物模型。敲除的基因主要是 α，β- 雌激素受体或芳香酶。程少丹等发现，护骨因子基因敲除纯合子小鼠随年龄增加而骨质疏松加重，具有全身骨质疏松发生情况稳定、不受外界因素干预等优点，是一种理想的原发性骨质疏松动物。

二、骨质疏松症动物模型构建及评价

（一）骨质疏松症动物模型的构建

1. 去势模型

（1）手术造模：1969 年首次建立了大鼠绝经后骨质疏松的动物模型。双侧卵巢切除法最常用于研究绝经后 OP。该类模型成功率高、稳定性可靠、重复性好、适用范围广。但这种去势模型尚有一定的局限性：①卵巢切除模型虽体现了雌激素水平下降这一重要病因，但与临床实际不符；骨质疏松症患者虽然卵巢功能低下，但其卵巢间质细胞在绝经后仍有一定的内分泌功能。②手术去势本身就是一种创伤，对机体造成负氮平衡，产生应激反应，对模型指标的检测造成干扰。③骨质疏松是一进展性疾病，治疗需要数年时间，在长期研究中，需要大量抽取血液和骨组织活检标本，而小型实验动物由于体积太小，不能适应这种研究过程。④造模过程中，动物体质量因卵巢切除会有所增加，这对骨量减少有部分保护作用。当通过去卵巢组动物与假手术组动物成对饲养或用限制饮食的方法来解决时，限制饮食的方法又可能使更多的松质骨丢失，加快 OP 的发展。⑤为保证实验质量，应设立不加任何因素处理的对照组以消除增龄的影响，但会增加实验成本。

（2）非手术造模：不摘除动物卵巢，而给予影响动物内分泌的药物，抑制动物生理状态下的雌激素分泌。常用制备此种模型的药物有：①布舍瑞林（Buserelin）：是一种促黄体素分泌激素的类似物，为促黄体素分泌激素受体的激动剂，有降低血清雌二醇含量的作用。②比卡鲁胺：非类固醇类雄激素拮抗剂，可使体内雌二醇耗竭。③促性腺激素释放激素，使用后可以造成动物的骨质丢失。

2. 药物致骨质疏松模型

（1）维 A 酸模型：维 A 酸是维生素 A 的衍生物，可影响骨的生长、发育和代谢，机制尚不清楚。维 A 酸既可增加成骨细胞的数量，又可刺激破骨细胞使其活性增强，从而使骨代谢呈现高转换型改变，但总趋势是骨吸收大于骨形成。虽然在病因上与人类 OP 不同，但此模型在发病症状、组织形态学表现以及对雌激素的骨反应上与人类有较大的相似性，是大鼠急性 OP 的常用造模方法。但刘和娣等认为，维 A 酸造成的大鼠骨骼病变非骨质疏松状态而更似骨软化，不宜作为研究骨质疏松病理状态的动物模型。

（2）应用糖皮质激素建模：取 3 月龄大鼠，喂以醋酸泼尼松，每次剂量为 4.5mg/kg，每周 2 次，3 个月后即可出现骨质疏松。糖皮质激素所造成的骨量丢失主要表现为显著抑制松质骨的形成，增加骨吸收；其对研究人类糖皮质激素引起的继发性骨质疏松有积极意义。目前研究发现，糖皮质激素可致肌肉、结缔组织、淋巴组织退化，使动物体重迅速降低。该模型适用范围相对较小，在体育锻炼与骨质疏松关系的研究中应用较多。

（3）应用乙醇建模：取 1 月龄昆明小鼠，60% 浓度乙醇按 0.1ml/10g 体重灌胃，采取灌胃 10 天，间隔 5 天的方法，30 天之后即可造成骨质疏松。长期过量饮酒引起酒精中毒，可导致局部骨小梁结构消失或均匀变细变薄，骨量丢失的原因是骨吸收增强及骨形成减少，但具体病理机制尚不十分清楚；乙醇中毒型骨质疏松模型为其提供了最佳研究对象。

3. 失用性骨质疏松模型

该模型复制方法很多，根据对骨的破坏与否分为非创伤性和创伤性两类。常用方法有机械固定法、悬吊法、腱切除法、坐骨神经切除法等。失用性骨质疏松动物模型对研究防治瘫痪、骨折、术后长期卧床的患者及航空人员出现的骨质疏松有重要现实意义。制动的因素解除后，骨量一般可恢复，但所需时间较造模长得多。现主张在制动模型的基础上，加卵巢切除或睾丸切除来研究老年性 OP，其中制动模拟了老年人的体力活动减少，而卵巢切除或睾丸切除模拟了性腺功能衰退造成的 OP。

4. 转基因动物模型

（1）OPG 基因敲除小鼠模型：护骨因子（OPG）又称破骨细胞生成抑制因

子（OCIF）。OPG基因敲除小鼠无其他身体缺陷，但由于破骨细胞生成过多，骨吸收作用过强而使得全身骨矿密度、骨生物力学性能明显下降，进而导致骨质疏松。该模型具有全身骨质疏松发生情况稳定、动物本身未受外界因素干预等优点，是一种良好的原发性骨质疏松动物模型。缺点是造模早期容易出现多种骨质疏松性骨折。

（2）RUNX2过表达小鼠模型：RUNX2是一种成骨分化特异性转录因子，并通过诱导RANKL并抑制护骨因子而促进破骨细胞的分化。过表达RUNX2小鼠的成骨细胞均不成熟，破骨细胞分化和骨吸收丝毫不受影响，骨吸收严重，进而导致高转换型骨质疏松症。该模型可以用于证明：与调控成骨细胞活性相关的独立的功能性分子可能会诱发骨质疏松。但由于模型表型的相对短暂性（骨密度明显下降期：2~8周），不适用于外部分子对机体骨密度影响的研究。

（3）HSV-TK转基因小鼠模型：将疱疹单体胸腺嘧啶脱氧核苷激酶基因（HSV-TK）转入目标细胞，并以骨钙蛋白基因2驱动其表达。在转基因小鼠中，成骨细胞的缺失导致骨生长的停止进而形成骨质疏松。并且通过对成骨细胞条件性的控制和可逆性的去除可建立不同程度的骨质疏松模型，可用于包括低骨量和抗骨吸收药物缺乏的影响研究以及治疗骨质疏松新方法（如基因疗法）的可行性研究。

（4）OASIS基因缺乏小鼠模型：OASIS（老化星形胶质细胞特异性诱导物）是一种新型内质网应激转换器，在成骨细胞中显著表达，可以激活Ⅰ型胶原合成基因，并且影响成骨细胞骨基质蛋白的分泌。OASIS基因缺乏的小鼠骨形成功能受到抑制，骨脆性和骨折风险增加。该模型适合进行骨质疏松治疗药物的开发与疗效的研究。

（5）其他可能的造模靶基因：酪蛋白激酶-2相互作用蛋白-1属质膜定位蛋白（CKIP-1）。尹秀山研究发现，CKIP-1在生理条件下是成体骨形成的负调控分子，其机制与调控成骨细胞的分化与活性相关，可能成为治疗骨质疏松的候选靶标。进而提示我们，可以尝试通过分子生物学技术实现小鼠CKIP-1基因的过表达，创建全新的小鼠骨质疏松模型。

（二）骨质疏松症动物模型评价方法

骨评价指标包含"质"和"量"两方面。骨密度等可量化指标代表骨的"量"，骨组织微细结构和骨生物力学性能是判定骨"质"不可或缺的主要指标，骨的"量"和"质"共同决定着骨的强度，即抵抗骨折的能力。我们将国内外近年来对骨质疏松症动物模型的评价指标进行分析，以期对研究人员判断造模是否成功以及治疗方法疗效的评价提供帮助。

1. **骨密度** 与人相同,动物模型的骨密度(bone mineral density, BMD)和骨矿物质含量(bone mineral content, BMC)是 2 个经常用来评价骨量的指标。骨密度指骨骼单位面积中矿物质的含量。骨矿物质含量是单位体积内矿物质的含量。可以采用单光子吸收法和双光子吸收法、双能 X 射线吸收法(DXA)、定量 CT(QCT)等方法测量。上述手段主要通过比较骨组织对能量吸收差异而间接评估骨密度及骨矿物质含量。单光子吸收法只能同时测量皮质骨和松质骨,无法测量软组织厚度不一且构成复杂的部位(如髋关节),所以一般用于测量含软组织较少的外周骨骨密度。双光子吸收法虽然能用于测量含软组织较多的部位,但分辨率不高。前 2 种方法目前基本上已被双能 X 射线吸收法取代。双能 X 射线吸收法作为诊断骨质疏松的"金标准",其优点在于能消除周围软组织及骨内脂肪对测量值的影响,具有较高的灵敏度与准确度,近 10 年得到广泛应用。其不足在于,无法区分皮质骨和松质骨,测量结果是上述二者骨量的总和。骨质疏松症早期,无法敏感地反映出松质骨骨量变化,因此无法发现模型早期松质骨的变化。以上几种方法测量的均为骨密度,但骨密度并不是影响骨强度的唯一因素,骨强度还与骨直径、骨内部构造以及骨质量相关。Weinstein 的实验研究发现,给 8 月龄小鼠饲喂泼尼松龙 28 天后,小鼠椎骨和股骨骨密度降低了 4.5%~6.6%,成骨细胞和骨细胞凋亡率上升 160%~250%,股骨三点试验和椎骨压缩强度显示骨力学强度降低了 25%,较骨密度的降低更为明显;提示应用糖皮质激素对骨组织造成的骨强度降低程度远大于其所致骨密度的降低。有学者发现,随年龄增长,骨强度下降程度远大于骨密度下降程度。尽管骨密度作为评判和诊断骨质疏松的指标在骨质疏松症发病机制、预防治疗、监控和预后评估等方面作出巨大贡献,但存在明显不足。

周围定量计算机断层扫描(peripheral quantitative computerized tomography, PQCT)是利用临床常规使用的 CT 机对椎体 BMD 和周围骨 BMD 进行定量测定的技术。与 DXA 相比较,PQCT 可测量三维体积 BMD,可代表真正的体积骨密度,而非上面 3 种方法得到的面积骨密度,因此提高了 BMD 测量的敏感度和准确度。且 PQCT 可以分别观察骨皮质或骨松质,可以更早发现骨量变化,甚至能在小鼠模型上观察到早期骨量变化。显微 CT(micro computerized tomography, μCT 或 micro-CT)是一种分辨率更高的扫描技术,其分辨率能达到一根骨小梁水平(1~100μm)。显微 CT 不仅能通过三维图像得到体积骨密度,而且还能像组织形态计量学技术一样测量骨小梁厚度、骨小梁面积、骨小梁数量及骨小梁间隙等,可以评价骨的连续性及弹性性能。micro-CT 图像技术突破了传统横断面的局限,可以通过计算机软件程序实现任意平面的重建,可按不同密度将组织着色或配以不同透明度,呈现骨表面与深部的立体结构。micro-CT 可以如实反映骨骼内部细微结构,得到其精确的结构参数,为研究骨质疏松发生发展机制及药物疗效评价提供了强有力的依据。micro-CT 的不足:由于 X 线照射剂量偏高,显微 CT 在临床上尚未广泛展开。

2. **骨组织形态计量学**　骨组织形态计量学技术主要以二维骨组织切片显微图像为分析对象,通过对目标图像的分析、测量与计算,获得骨组织结构计量参数。和 micro-CT 一样,组织形态计量学技术也可以对骨小梁厚度、骨小梁面积、骨小梁数量、骨小梁间隙及骨小梁连接点数目等骨组织微构筑进行定量分析,还能观察骨组织内成骨细胞、破骨细胞活动情况,从而较客观地衡量骨生物学性能。其优点为:该技术比大部分骨密度测定技术有更高的分辨率,是唯一一种能够观察骨细胞的方法,可通过成骨细胞数量活性、破骨细胞细胞床数量以及骨小梁体积数量的变化间接推断破骨和成骨的情况。同时可以利用四环素、钙黄绿素等具有与钙离子螯合的特性,对标本进行荧光标记,通过观察造模前后或治疗前后荧光素的变化,间接推断被标记细胞或骨基质的变化,判断骨形成或骨破坏情况及造模或治疗成功与否。

使用该方法时,研究人员需要对模型各个部分骨组织进行形态学观察后才能得到全面的结论,但由于取材及制作标本需要花费大量时间,目前一般采用四肢长骨或腰椎分别代替四肢骨及中轴骨的变化,导致测量结果不够全面准确,这是骨组织形态计量学技术的不足之处。

3. **生化指标检测**　分析动物模型血液或尿液,可通过钙、镁及磷等元素含量变化推测骨代谢情况,同时能得到反映骨转化的生化指标,有助于判断骨质疏松的形成及治疗疗效。由于骨干的 35% 是骨基质,Ⅰ型胶原占基质的90%,所以很多生化指标与Ⅰ型胶原合成分解相关,其余生化指标由骨转换过程中骨细胞产生并可在血液中检测到,通过监测激素水平还可判断去势造模成功与否。

骨转换指标可分为骨形成标志物和骨吸收标志物。骨形成标志物是成骨细胞在其不同发育阶段直接或间接表达产物,反映成骨细胞功能和骨形成状况,主要包括:Ⅰ型前胶原前肽、骨源性碱性磷酸酶、骨钙素等。其中,Ⅰ型前胶原前肽包括Ⅰ型前胶原氨基端肽(PINP)和Ⅰ型前胶原羟基端肽(PICP),它们是Ⅰ型胶原形成过程中的产物。Ⅰ型胶原除存在于骨中外,还见于其他组织,如皮肤、肌腱等;PINP、PICP 并非仅存于骨组织中。血液中检测到的 PINP、PICP 主要源于骨组织,所以Ⅰ型前胶原前肽仍然可以作为骨形成标志物。骨碱性磷酸酶(BALP)由成骨细胞产生,是基质矿化过程必不可少的酶。血液中存在的碱性磷酸酶(源于骨、肝、肾、肠道、脾等)中近一半是肝源性的,一半是骨源性的。热变性、电泳、沉淀以及近来的免疫测定等方法能将 BALP 从其他碱性磷酸酶中分离。骨钙素是连接羟基磷灰石和基质的一种蛋白,也由成骨细胞合成,能特异性反映成骨细胞功能,但骨钙素在血清中被快速分解成不均匀的片段。骨吸收标志物主要包括Ⅰ型胶原羧基端交联肽(CTX)、Ⅰ型胶原氨基端交联肽(NTX)、吡啶啉、脱氧吡啶啉、血抗酒石酸酸性磷酸酶(TRACP)等。其中,吡啶啉(PYD)、脱氧吡啶啉(DPD)是连接胶原纤维的氨基酸铰链水解后产物,血清及尿液中吡啶啉特异性不高,而脱氧吡啶啉主要来源于骨组织,从尿液检测的数据比从血清中检测更为准确。CTX、NTX 是骨吸收过程中骨基质中Ⅰ型胶原分解产物,均有很强的特异性。为了提高数据准确性,采取标本的时间最好是禁食一夜之后的早晨,因摄入食物会明显降低 CTX 水平,同时增加其变化程度。血清 TRACP 分为 5a 型和 5b 型,5a 型主要由巨噬细胞和树突状细胞产生,5b 型主要由破骨细胞产生,可反映破骨细胞活跃程度。因此,目前血 TRACP5b 型主要用于反映破骨细胞数目。

生化指标的优点:可以通过液相色谱法、放射免疫检定法、荧光免疫分析和酶联免疫吸附试验等多种方法在血清、血浆或者尿液中检测到标志物,不需要通过处死模型动物来获取测试材料从而保证样本数目,并可以观察动物模型不同阶段或者不同处理条件下骨代谢变化,使实验具有可持续性。血清Ⅰ型胶原羧基端交联肽在未接受干预的个体内含量稳定,但在骨质疏松治疗前后变化较大,是评判治疗效果的良好指标。国际骨质疏松基金会和国际临床化学和实验室医学联盟倡议用血清 PINP 作为骨形成指标,血清 CTX 作为骨吸收指标。

生化指标的不足:上述提到的所有生化指标反映的是模型整体骨代谢变化,不能区分中轴骨、四肢骨、皮质骨或松质骨的代谢情况,故不能发现局部骨代谢变化。解释处于生长期或发生重度骨丢失时所得数据更需慎重,因为年龄和骨体积改变可影响所有生化指标水平。

4. **生物力学指标检测** 有研究表明,骨量增加并不一定代表骨强度的增加,骨生物力学可反映骨结构和骨宏观力学效应如强度、硬度、韧性等之间的关系,是反映骨强度很好的指标。骨力学特性可间接反映骨矿盐分布、骨小梁空间结构等特性,可据此评价发生骨折的风险。虽然在人体内无法进行直接的生物力学测试,但可用于骨质疏松模型建立及疗效评价,如椎体骨抗压强度及破坏载荷,以及长骨三点弯曲、四点弯曲和旋转试验等。三点弯曲或四点弯曲试验具有操作方便的特点,能反映骨质疏松动物模型长骨的生物力学变化。进行长骨三点弯曲和四点弯曲测量可得到整个长骨的结构力学(包括最大载荷、最大挠度、弹性载荷、弹性挠度和能量吸收)而非材料力学(包括弯曲应力、弹性模量等)的数据。结构力学除与骨量、骨微结构相关外,还与长骨形状、骨量分布相关。而材料力学与骨形状及骨量无关。对经过三点弯曲或四点弯曲后的长骨断端取骨组织进行检测,可得到大型动物模型如羊的材料力学数据,而小型动物模型如大鼠等则需先通过三点弯曲或四点弯曲得到结构力学数据,再用公式计算材料力学结果。

生物力学检测方法也有局限性,三点弯曲或四点弯曲实验所检测的是长骨骨干处而非长骨骨骺端的力学性能,但临床上长骨骨质疏松性骨折好发于松质骨丰富的长骨干骺端,如股骨近端、桡骨远端等,而非长骨骨干。Chen 等提出的股骨干骺端弯曲试验以及近来使用机器臂检测股骨头的力学性能可弥补三点弯曲及四点弯曲试验的局限性。

三、骨代谢相关信号通路与骨质疏松症

骨质疏松症(OP)是一种以骨量减少、骨微观结构破坏、骨骼脆性及骨折危险度增加为特征的全身性骨代谢疾病。其主要病理生理改变为骨重建过程中的骨吸收和骨形成失衡,即由破骨细胞(OC)和成骨细胞(OB)介导、多种细胞因子和信号分子共同参与的骨吸收与形成紊乱。目前认为,过度骨吸收是骨质疏松症的病理机制之一。本节主要介绍骨重建过程中涉及的重要信号转导通路。

1. OPG/RANKL/RANK 信号通路　OPG/RANKL/RANK 信号通路是近年来发现的在破骨细胞分化过程中起重要作用的一条信号传导通路。OPG/RANKL/RANK 信号通路的发现不仅更加完善地解释了破骨细胞分化、成熟、凋亡过程中的信号传导及其调控过程,同时也为骨代谢疾病的治疗提供了理论依据和全新的方向。OPG(护骨因子)是一种肝素结合型分泌性糖蛋白,属于肿瘤坏死因子受体超家族中的一员。OPG 有单体和二聚体两种形式,分子量分别为 60ku 和 119ku。而人 OPG 基因属于单拷贝基因,位于染色体的8q23-24 位点,其蛋白由 401 个氨基酸组成。

骨组织中的 OPG 主要由成骨细胞谱系的各种细胞产生,并随细胞的分化成熟而增加,是目前发现的唯一能直接负向调控破骨细胞的调控因子。NF-κB 受体激活蛋白配体(RANKL)是 OPG 的配体,是肿瘤坏死因子超家族中

的一员。RANKL 属于跨膜蛋白，胞内区较短为氨基末端，胞外区较长为羧基末端。人 RANKL 基因位于染色体的 13q14 位点，RANKL 基因启动子结构区含有维生素 D 和糖皮质激素反应元件。RANKL 主要由骨组织中的成骨细胞和基质细胞分泌，在骨和骨髓中呈现高水平表达。RANKL 主要与破骨细胞表面的特异性受体 RANK 结合，进而刺激破骨细胞分化、活化和成熟，同时抑制破骨细胞凋亡。目前的研究结果证实，RANKL 和 M-CSF 能取代成骨细胞来诱导破骨细胞分化成熟；同时，破骨细胞前体在分化成熟过程中必须要有低水平的 RANKL 和 M-CSF 的存在，说明 RANKL 对破骨细胞的分化成熟起着极为重要的正向调控作用。而 OPG 能与 RANKL 竞争性结合 RANK，从而阻断由 RANKL 引起的破骨细胞前体分化、存活和融合，抑制成熟破骨细胞活化剂骨吸收活性，最终导致破骨细胞凋亡。

2. Wnt/β-catenin 信号通路　Wnt 是果蝇 int 基因与无翅蛋白 Wg 同源的合称。Wnt 信号通路参与人体内多种器官和组织的发育、生长和分化调控，其在骨质疏松方面的研究目前已受到广泛的关注。目前已知的 Wnt 细胞内信号通路传导途径包括了 Wnt/β-catenin 通路、Wnt/Ca^{2+} 通路和 Wnt/planarpolarity 通路，其中 Wnt/β-catenin 通路最为经典，在骨吸收和骨形成过程中起重要作用。大量的研究结果显示，Wnt/β-catenin 通路在成骨细胞的分化、增殖和凋亡过程中起重要的调控作用，抑制 β-catenin 蛋白或敲除 β-catenin 基因可以造成成骨细胞分化不全、Ⅰ型胶原和骨钙素含量降低，从而影响骨组织的形成和矿化。Wnt 信号通路可通过多种途径改变骨量，与骨质疏松有着密切关系；Wnt 信号通路中所涉及的靶点或细胞因子将可能成为开发新的抗骨质疏松药物的潜在作用位点。因此，针对 Wnt 信号通路在调控骨代谢方面的作用，人们希望通过促进 Wnt 信号通路正向调控因子的表达，或降低负向调控因子对 Wnt 通路的阻断作用，使得 Wnt 信号通路在骨形成过程中发挥更加积极的正向调控作用，达到治疗骨质疏松的目的。由于 Wnt 正向调控因子在保存和活化等方面存在一定的局限，目前的研究多集中在如何阻断 Wnt 信号通路负向调控因子方面，主要的调控靶点包括 DKK 家族的 DKK1、DKK2 和 SFRPS 相关蛋白中的 Sfrp1 等。

目前，对 Wnt 信号通路的研究结果发现，抑制 Wnt/β-catenin 信号通路的蛋白主要来源于 DKK1~4 四个成员，其分泌的调节因子与复合受体 LRP5/6 结合阻止了 LRP-FZ-Wnt 复合体的形成，因此 DKK 家族蛋白具有抑制 Wnt 信号通路的作用。其中，DKK1 与 DKK4 在抑制 Wnt/β-catenin 通路方面作用最强。Li 等通过转基因方法将 DKK1 基因转入小鼠体内，发现 DKK1 基因的过表达会导致小鼠体内成骨细胞数量和活性明显下降,出现严重的骨质疏松表现。Morvan 等的研究方法与 Li 等正好相反,通过基因敲除技术将小鼠体内 DKK1 基因抑制后,发现小鼠体内成骨细胞活性和骨量明显增加。证明了通过抑制 DKK 家族蛋白来促进 Wnt/β-catenin 通路信号传导、进而改善骨质疏松的可能性。另一类调控 Wnt/β-catenin 信号通路的蛋白 SFRP 属于 Wnt 反义链家族,其氨基末端多含有丰富的半胱氨酸基团。SFRP 可以与 Wnt 通路中的 CRD 结合,进而阻止 SFRP 与 Frizzled 相互作用;同时 SFRP 可以直接与 Wnt 蛋白相结合以阻止其与受体结合,达到抑制 Wnt 通路的目的。Bodine 等通过小鼠实验发现,SFRP-1 的丢失可以激活成骨细胞的 Wnt 信号通路,进而提高骨组织中骨小梁的含量,证明了 SFRP-1 在骨形成过程中的重要作用。而 Moore 和 Li 等的研究分别采用基因方法和多克隆抗体方法来抑制 SFRP 的表达,发现 DKK 家族和 SFRP 家族关系最为密切。SFRP 表达量的下降可以抑制骨细胞凋亡和破骨细胞分化、降低炎症细胞的趋化作用,进而促进成骨作用。目前,Wnt 信号通路这一调控途径已经被认为是改善骨质疏松症患者骨量的重要方法之一,但由于 Wnt 信号通路除调控骨代谢外同时参与了体内其他代谢活动,故单纯阻断 Wnt 信号通路可能会引起体内其他组织器官的病变,如肿瘤的发生、血管的钙化、甲旁亢和高钙血症等,这些都还需要更深入的研究。

3. **组织蛋白酶 K 信号通路**　组织蛋白酶 K 是一种在破骨细胞中表达丰富的半胱氨酸蛋白酶,也是番木瓜蛋白酶家族中的一种蛋白水解酶,主要参与 I 型胶原、骨桥蛋白、骨连接蛋白等骨基质的降解。组织蛋白酶 K 主要通过调节骨胶原纤维降解来促进骨吸收,主要作用靶点位于 I / II 型胶原纤维胶质的 N 端三股螺旋处。既往的研究结果发现,组织蛋白酶 K 基因突变的患者可出现骨组织致密性成骨不全,表现为全身骨组织广泛硬化,伴有骨吸收标志物显著降低。另有研究通过对组织蛋白酶 K 基因敲除小鼠的骨组织进行组织形态学分析后发现,该类小鼠骨组织广泛硬化、骨小梁明显变粗,同时伴有骨脆性增加,证明了组织蛋白酶 K 在骨吸收过程中的重要作用。在上述研究的基础上,部分学者希望通过抑制组织蛋白酶 K 对骨组织的作用,以达到延缓骨基质降解、改善骨质疏松症的目的。目前已发现了两种组织蛋白酶 K 抑制剂——odancatib(MK-0822)和 balicatib(AAE581),它们通过紧密结合方式调节骨组织吸收,无论在体内还是在体外实验中都表现出明显的抗骨重吸收的作用。Stoch 等采用双盲随机对照方法对 odancatib 的抗骨质疏松作用进行研究,21 天后发现治疗组患者的骨吸收因子明显降低。其中,每周使用 odancatib 的患者, CTX 下降 62%, NTX/Cr 下降约 62%; 每天使用 odancatib 的患者, CTX 下降 81%, NTX/Cr 下降约 81%。Bone 等的研究结果与 Stoch 等相似。通过对 399 例绝经后骨质疏松症患者进行为期 2 年的双盲随机对照研究, 发现治疗组患者脊柱和股骨颈骨密度分别增加 5.5% 和 3.2%; 同时血清骨重吸收标记物 CTX 和 PINP 分别下降 40% 和 25%。未发现患者出现明显不良反应, 安全性和耐受性较好。

4. **骨形态生成蛋白信号通路** 骨形态生成蛋白(BMP)属于转移生长因子 TGF-β 超家族中的一员, 主要生物学作用是诱导未分化的间充质细胞增殖及发生成骨性分化, 最终促进软骨和新生骨的形成。BMP 信号通路主要是通过 BMP 与其活化素激酶受体相结合, 激活细胞内下游通路如 Smad 和 MAPK 等信号通路, 从而发生一系列磷酸化或聚合酶链反应。BMP 作为调节成骨细胞生长最重要的系列生长因子之一, 对骨形态的发生具有决定性作用。目前的研究结果发现, BMP 具有很强的促进成骨细胞分化和诱导体外成骨的能力, 同时能诱导人骨髓间充质干细胞向成骨细胞方向转化。另外, BMP 在发挥成骨作用的同时, 还可抑制间充质干细胞向脂肪细胞和肌肉细胞转化。因此, 如何通过促进骨组织中 BMP 的表达来增加骨量成为了目前的研究重点。BMP 受到细胞外相关因子的调控, 目前研究得较多的 3 种调控 BMP 的细胞因子包括 Noggin、Gremlin 和 Twisted gastrulation。它们都可以与 BMP 特异性结合, 从而阻断 BMP 对骨量的改善作用。Devlin 和 Gazzerro 等的研究发现, 骨质疏松症患者骨组织内存在高表达的 Noggin 和 Gremlin, 说明 Noggin 和 Gremlin 这两种 BMP 抑制剂可能是新的抗骨质疏松靶点。

活化素(activin)是一类由抑制素 βA 和 βB 二聚体构成的 BMP 相关蛋白。活化素由下丘脑分泌的 FSH 调控, 与其相应的受体如 ActR I A、ActR I B、ActR II A 和 ActR II B 结合后, 通过促进成骨细胞和破骨细胞分化成熟等作用达到调控骨代谢的目的。目前的研究结果发现, 活化素受体能被 BMP 家族中具有骨吸收促进作用的 BMP-3 所结合, 进而激活破骨细胞使得骨量降低。因此, 通过抑制活化素及其受体与 BMP-3 的相互作用可能是抗骨质疏松的新靶点之一。Pearsall 等通过动物实验发现, 将活化素高亲和性受体 ActR II A 作用于小鼠后, 其骨量、骨强度等指标较对照组小鼠均有明显增高。对研究结果的分析认为, 该类受体的抗骨质疏松作用可能与其阻断活化素或 BMP-3 对骨的负向调控有关。Fajardo 等将可溶性活化素受体通过皮下注射的方式用于猕猴骨质疏松的研究, 发现 3 个月后治疗组猕猴的腰椎骨密度较对照组增加约 13%, 桡骨远端骨密度增加约 15%, 同时骨组织的生物力学强度也明显增加。

Ruckle 等采用随机对照试验对 48 位绝经后妇女进行研究,发现可溶性活化素受体作用组患者的骨特异性碱性磷酸酶浓度明显增加,而骨吸收标记物如 CTX 和 TRACP5b 则有所降低,证明了该类受体在促进骨形成和降低骨吸收方面的优势。由于 BMP 调控体内多种生物代谢活动,因此通过 BMP 和活化素这一信号通路来改善骨量还需要更加深入的研究。

5. **PTH 信号通路** 甲状旁腺激素(PTH)是由甲状旁腺分泌的一种多肽类激素,通过促进肠道钙吸收和肾对钙离子的重吸收,刺激骨细胞和破骨细胞介导的骨钙释放来调节机体内钙离子浓度并使其处于正常水平。PTH 主要与 PTH 受体(PTHR)结合而发挥生物功能。PTH1R 是 II 型 G 蛋白偶联受体。PTH 信号通路是另一条参与骨合成代谢的信号通路。PTH1R 有 2 条信号通路:① Gsa 偶联的依赖 cAMP 的蛋白激酶 A 信号途径;② Gq/11 偶联的 PLC- 蛋白激酶 C 信号途径。有很多的体外研究来明确 PTH1R 信号通路在骨骼上的具体作用。例如,Guo 等发现表达突变性 PTH1R 的小鼠(DSEL)能够刺激腺苷环化酶却不能激活 PLC 信号通路。在 10 周龄的时候,DSEL 突变的小鼠表现出低小梁骨量,说明 PTH1R 介导的 PLC 信号通路的激活在维持体内骨代谢平衡上具有重要作用。同时,PTH 结合 PTH1R 后能够激活 Wnt 信号通路。PTH 增加了骨基质中成骨细胞前体的稳定性,促进成骨细胞的成熟,抑制成骨细胞凋亡,从而增加成骨细胞的数量和功能。

对原发性甲状旁腺功能亢进者的骨组织进行分析,使人们认识到了 PTH 在骨重建中的作用。持续暴露在高剂量 PTH 中的骨组织表现出骨转化率和骨吸收的明显增强,同时成骨细胞的数量和骨形成率(BFR)也增加。虽然骨小梁骨密度通常没有太明显的改变或者只有轻微的增加,但骨吸收的增加导致皮质骨孔隙增多。研究发现,成骨细胞能够表达 PTH1R,对 PTH 的反应是不仅增加成骨细胞的增殖和分化,而且也增加了 RANKL 的分泌。RANKL 结合破骨细胞前体后促进破骨细胞的分化成熟,促进破骨细胞的产生和骨吸收。这些说明了 PTH 起作用的机制:刺激破骨细胞活动,抑制肾小管对磷的回收,从而引起骨吸收。动物实验已经证实,短期使用重组人 PTH(rhPTH)能够使得 PTH 促骨形成和促骨吸收的作用分离,这使得 rhPTH 具有很好的应用和市场发展前景。

6. **ppARγ 信号通路** 过氧化物酶体增殖物激活受体(ppARγ)是调节目标基因表达的核内受体转录因子超家族成员,主要表达于脂肪组织及免疫系统,与脂肪细胞分化、机体免疫及胰岛素抵抗、糖脂代谢和肿瘤发生关系密切,是胰岛素增敏剂噻唑烷二酮类药物(TZD)作用的靶分子。ppARγ 的亚型

ppARγ1 表达于大多数组织,而 ppARγ2 仅表达于脂肪细胞上。已证实 ppARγ2 是调节脂肪细胞形成和脂肪细胞代谢功能的关键调控因子。TZD 作用于 ppARγ 上,因具有降糖作用而被广泛应用于 2 型糖尿病的治疗。新近的临床和动物研究发现,TZD 对骨代谢有不良反应,表现为骨量流失或骨折。相反的是,ppARγ 基因杂合子的小鼠表现出高骨量,骨髓脂肪减少。相似的,抑制 ppARγ 下游靶点夜蛋白促进骨形成,抑制脂肪细胞生成。由此可见,ppARγ 是调节骨髓间充质干细胞分化的重要调节因子,ppARγ 通路激活后促进脂肪细胞形成而抑制成骨细胞生成。Runx 相关基因 2(Runx2)基因被认为是成骨标志性基因。研究发现,ppARγ 活化不仅下调 Runx2 的表达,还抑制 Runx2 与成骨细胞特异性反应元件 OSE2 结合,降低骨钙素的表达。骨形态生成蛋白 2(BMP2)能够上调 Runx2 水平,并且促进骨碱性磷酸酶(ALP)和骨钙素的合成,对成骨细胞分化和成熟起着重要作用。有研究指出,激活 ppARγ 后,核因子 κB(NF-κB)下游骨形成信号环氧合酶 -2(COX-2)的表达受到抑制,从而下调 BMP2 的表达。激活后的 ppARγ 还能阻断 Wnt/β-catenin 信号通路,使得骨髓间充质干细胞中的 BMP2 表达受抑制,从而诱导其成脂分化。综上所述,ppARγ 通过自身通路及其和其他信号通路间的交叉对话而对骨代谢发挥调节作用。除了影响骨髓间充质干细胞向不同细胞系分化外,ppARγ 激活后还能增加成骨细胞和骨细胞的凋亡,其可能的机制为减少 IGF$_1$,刺激破骨细胞前体 FOS 的表达而促进破骨细胞生成。因此,ppARγ 通路拮抗剂可改变骨髓间充质干细胞分化方向(抑制成脂分化而促进成骨分化),且通过抑制破骨细胞形成而达到治疗骨质疏松症的目的。

目前对骨质疏松症通路研究已经广泛开展,但机制尚未明了,各信号通路并非是完全独立的,这使得未来骨质疏松症的治疗变得更加复杂。为获得更为有效、安全的治疗骨质疏松药物,需要更多的临床实验研究,探究各种新型药物之间的相互作用,为临床实践提供更多可靠的循证医学证据。

(何帮剑　周　杰)

第二节　中医药防治骨质疏松症的基础研究

一、单味中药治疗骨质疏松症的实验概况

目前中医药防治骨质疏松症的研究日益受到重视,显示出巨大的优势,

其实验研究也有了很大进展,临床疗效得到了充分肯定。目前已有较多学者通过文献检索统计高频次出现的单味药。高频中药代表着中医药治疗骨质疏松症的核心药物,为临床用药提供了理论参考。

为分析并总结治疗骨质疏松症的核心中药,将治疗骨质疏松症的单味高频中药介绍如下:

1. **淫羊藿**　淫羊藿味辛、甘,性温,归肝、肾经,具有补肾阳、强筋骨、祛风除湿的功效。其主要成分为淫羊藿总黄酮、淫羊藿苷、淫羊藿多糖。淫羊藿在治疗骨质疏松症的中药复方中占很大比例,是传统的补肾壮阳中药。《日华子本草》曰:"治一切冷风劳气,补腰膝,强心力……筋骨挛急,四肢不任。"《本草备要》中也有"补命门,益精气,坚筋骨"之说。在众多治疗骨质疏松症的实验研究与临床应用中,其疗效已被公认。刘群等报道淫羊藿对骨质疏松及骨折愈合有改善作用,研究发现淫羊藿可促进成骨细胞的增殖,表明其抗骨质疏松的作用是通过刺激成骨细胞增殖而实现的。张秀珍等发现淫羊藿苷可能通过调控成骨细胞护骨因子、核因子 κB 受体活化因子配体抑制破骨细胞,减少骨吸收。朱志刚等发现淫羊藿总黄酮可促进去卵巢大鼠骨组织中成骨细胞 I 型胶原蛋白的分泌,同时可下调破骨细胞组织蛋白酶 K 的表达而抑制骨基质中成骨细胞 I 型胶原蛋白的分解,从而增加骨小梁的数量,改善骨小梁的结构,增加大鼠的骨密度,最终达到改善骨质量的作用。周乐等研究发现,淫羊藿能提高股骨 BMP27 mRNA 和 BMP27 的表达,促进骨组织的修复,拮抗糖皮质激素的骨损害。抑制破骨细胞的活性,促进成骨细胞增加,抑制骨量丢失,提高股骨重量和基质表面密度,改善骨密度,拮抗骨质疏松。淫羊藿可能通过促进骨组织蛋白质的合成及成骨细胞的生长等,对抗肾上腺皮质激素使骨组织蛋白质分解加速、骨基质合成减少的作用,防止骨质疏松的发生。

2. **骨碎补**　骨碎补性味温苦,归肾、肝经,具有活血化瘀、疗伤止痛、补肾强骨功效。临床常用于耳鸣耳聋、肾虚腰痛、筋骨折伤等。骨碎补可促进钙的吸收,提高血磷和血钙水平,推迟骨细胞的退行性病变,改善软骨细胞,以利于骨折的愈合。《本草正》中关于骨碎补的记载为:"疗骨中邪毒,风热疼痛……或外感风湿,以致两足痿弱疼痛。"

研究表明,骨碎补可以增加骨小梁宽度和密度,减小骨小梁间隙,抑制大鼠实验性骨质疏松的发展,使钙化骨形成增加。刘宏泽等发现骨碎补能增加成骨细胞的功能,提高血钙浓度及其钙、磷沉积,维持正常骨组织的力学框架,有利于血管的长入和骨细胞正常功能的发挥,提高股骨头的骨密度,从而防治原发性骨质疏松症。朱慧锋等通过手术切除 SD 大鼠的双侧卵巢,建立绝经后骨质疏松模型,研究骨碎补总黄酮对骨质疏松大鼠 Smad1、Smad5 mRNA 表达的影响,从而在基因水平说明其影响成骨的机制,结果显示骨碎补总黄酮能够上调骨髓微环境中 Smad1、Smad5 mRNA 的表达水平,以中剂量组最明显,有促进骨形成、修复骨损伤的作用。Chang EJ 等从骨碎补中分离的黄烷232 醇类成分可促进成骨样细胞 ROS17/2.8 的增殖,其中化合物Ⅳ～Ⅶ的促 ROS17/2.8 增殖作用甚至超过了雌二醇和染料木素,推测骨碎补中存在雌激素样作用的化合物(原花葵素二聚物和三聚物);化合物Ⅸ～ⅩⅩ可提高去卵巢大鼠的骨密度,促进 UMR106 成骨样细胞的增殖,提示骨碎补能促进骨的形成。

3. 巴戟天 巴戟天味甘、辛,性微温,归肾、肝经,具有补肾阳、强筋骨、祛风湿等功效。巴戟天水提物可以促进体外培养成骨细胞增殖,分泌碱性磷酸酶和骨钙素,促进成骨细胞表达,从而大量分泌Ⅰ型胶原,以利于钙盐沉积。李楠等采用中药和细胞共同体外培养的方法,证明巴戟天中含有直接刺激体外培养成骨细胞增殖的成分。

4. 菟丝子 具有补肾益精、养肝明目、健脾固胎等功效,主治腰痛耳鸣、阳痿、遗精、消渴、不育等疾病。菟丝子能促进体外成骨细胞增殖和提高成骨细胞内碱性磷酸酶的活性,还能显著抑制体外培养破骨细胞的生存率,可明显诱导其凋亡,从而防治原发性骨质疏松症。

5. 蛇床子 蛇床子性温,味苦,具有温肾壮阳、燥湿、祛风、杀虫等功效,用于阳痿、宫冷、寒湿带下、湿痹腰痛。蛇床子素可剂量依赖性刺激成骨细胞的碱性磷酸酶活性,提示其可能对成骨细胞的分化也具有促进作用,从而防治原发性骨质疏松症。

6. 杜仲 杜仲味甘,性温,有补益肝肾、强筋壮骨、调理冲任、固经安胎的功效;可治疗肾阳虚引起的腰腿痛或酸软无力,肝气虚引起的胞胎不固,阴囊湿痒等。在《神农本草经》中被列为上品。杜仲能补肝肾,强筋骨。早在《神农本草经》中就有“主腰脊痛,补中,益精气,坚筋骨”之记载。《本草再新》云其“充筋力,强阳道”。张贤等通过研究杜仲对去势大鼠股骨与腰椎骨的显微和超微结构的影响,发现去势大鼠中的破骨细胞内膜系统较为发达,同时成骨细胞却相对萎缩,表现出胞质体积减小、内膜系统欠发达,而杜仲对破骨细胞和成骨细胞具有一定的调节作用,使得上述现象得到一定程度的逆转,提示杜仲可能通过对破骨细胞活力和成骨细胞活力的双重调节,使骨质疏松状态得到改善。胡金家等研究了杜仲 3 种提取物对体外培养的成骨细胞代谢功能的调节作用,测定了细胞增殖情况和碱性磷酸酶活性,发现提取部位具有明显调节骨代谢功能的药效作用;显示杜仲不但有效阻止骨吸收,而且能促进骨的形成,从而防治骨质疏松。

7. 补骨脂　补骨脂性温,味甘、微辛,入肝、肾经,有补肾助阳、固精缩尿、温脾止泻、平喘纳气之功。临床常用于治疗肾虚,阳痿,腰膝冷痛,滑精,虚寒喘嗽等。研究发现,补骨脂水煎剂可改善去卵巢骨质疏松大鼠骨代谢指标和血清细胞因子水平。采用体外成骨细胞试验法,通过检测成骨细胞的增殖率及碱性磷酸酶(ALP)的含量,筛选出补骨脂乙酸乙酯提取物和乙醇提取物均能促进大鼠颅骨成骨细胞 ALP 活性及其增殖。补骨脂水煎剂还可使去势大鼠的骨密度、骨钙素等显著升高,且其水提液可抑制骨吸收,促进骨形成的增加,有利于脂质代谢。体外实验数据显示,补骨脂可抑制破骨细胞在骨片上形成的吸收陷窝的扩张,表明补骨脂对破骨细胞有一定的抑制作用。采用成骨细胞培养和雌性大鼠双侧去卵巢所致的骨质疏松模型,从细胞和整体动物水平分别考察,结果表明,给予补骨脂乙酸乙酯萃取物的大鼠的骨密度、骨钙含量明显增加,证实补骨脂提取液及其乙酸乙酯萃取物可明显促进成骨细胞的增殖和分化,防治骨质疏松。补骨脂对新生大鼠成骨细胞的增殖有显著促进作用,表明其防治骨质疏松症的作用与增加成骨细胞的数量和促进其增殖能力有关。

补骨脂有扩张冠状动脉、抗菌、抗衰老的作用,对平滑肌有双向调节作用,还有雌激素样作用以及抗肿瘤等药理活性。有研究者发现,补骨脂提取物能促进Ⅰ型胶原蛋白及骨钙素 mRNA 的表达,刺激骨形成,从而发挥抗骨质疏松的作用,且其提取物在成骨细胞不同的分化阶段对相关基因的表达具有明显促进作用。利用补骨脂水煎剂改善去卵巢骨质疏松大鼠骨代谢指标和血清细胞因子水平,发现补骨脂能直接促进成骨细胞活性,使骨形成大于骨吸收,减缓了骨质疏松的发生。

8. 黄芪　黄芪性微温,味甘,归肺、脾经,具有益气固表、健脾补中、敛汗固脱、升阳举陷、托疮生肌、利水消肿之功。它含香豆素、黄酮类化合物、皂苷及微量叶酸和数种维生素,可治气衰血虚之证。

阳波等研究黄芪煎剂,结果显示,黄芪可以使血清钙、血清磷、血清骨钙素及碱性磷酸酶水平显著升高。证实黄芪可以有效阻止绝经后骨质疏松症患者骨量丢失,改善肾虚症状。可能是通过促进骨形成、减少骨质破坏、抑制骨吸收而达到骨量增加。观察黄芪总黄酮对维 A 酸致大鼠骨质疏松模型的骨密度、生物力学的影响,显示黄芪总黄酮可以提高大鼠的骨密度和抗外力冲击的能力,作用机制可能与黄芪总黄酮的拟雌激素样作用有关。黄芪水提物不但可以抑制破骨细胞的骨吸收,而且也促进骨形成,对类固醇导致的骨质疏松有治疗作用。研究表明,黄芪不仅能提高机体的性激素水平,还能增强胃肠的吸收功能,促进蛋白质、氨基酸、微量元素如钙、磷、镁等吸收,从而达到提高骨密度的目的。研究还显示,黄芪有抑制破骨细胞、降低骨吸收、促进骨形成的补骨功效,在抗自由基、强心、增强机体免疫等方面显示出独特的功效,可以降低骨高转换,维持正常骨结构。

9. **熟地黄** 熟地黄性微温,味甘,归肝、肾经,有补血滋阴、益精填髓功效,是滋补肝肾阴血之要药。《本草纲目》有"填骨髓,长肌肉,生精血,补五脏内伤不足,通血脉,利耳目"的记载。

陶怡等进行了熟地黄及其不同配伍药对治疗糖尿病大鼠骨质疏松的药效比较研究,结果显示熟地黄及其不同配伍药对对糖尿病大鼠骨代谢具有明显调节作用,能提高骨钙、磷含量,能显著增加糖尿病大鼠胫骨骨密度,与西药对照组无显著差异。研究发现,熟地黄可加强肾小球系膜细胞促进成骨细胞增殖和分泌碱性磷酸酶、骨桥蛋白的功能。熟地黄提取物能提高成骨细胞的增殖及成骨细胞中碱性磷酸酶的活性,抑制破骨细胞的生成及溶骨活性,改善骨质疏松中的骨代谢。通过研究证实,熟地黄可明显改善多种神经内分泌生化指标,如 5-羟色胺、去甲肾上腺素、多巴胺,修复骨质结构,增加骨密度,提高钙、磷含量,纠正骨代谢紊乱,调整骨质成分构成比例的平衡,防治骨质疏松症。

10. **续断** 续断苦辛,微温,补益肝肾、强筋健骨。续断提取液能够改善去卵巢大鼠的骨形态学,使骨量及骨结构明显改善,降低骨高转换率;中、高剂量的续断能促进成骨细胞增殖,增加骨钙素和 I 型前胶原 mRNA 的表达。

11. **牛膝** 牛膝苦甘酸,平,归肝、肾经,具有逐瘀通经、补肝肾、强筋骨、利尿通淋、引血下行等功效。怀牛膝水煎液能显著增加骨质疏松大鼠的骨矿物质含量,增加有机质的含量,提高骨密度。牛膝总皂苷能够改善维 A 酸致骨质疏松大鼠的一般情况,显著增加其体重和骨密度,改善骨质疏松大鼠的骨代谢。

12. **鹿茸** 鹿茸中含有磷脂、糖脂、胶脂、激素、脂肪酸、氨基酸、蛋白质及钙、磷、镁、钠等成分,其中氨基酸成分占总成分的一半以上;药性甘咸温,具有补肾阳、益精血、强筋骨等功效。高剂量的鹿茸能显著提高去卵巢大鼠的骨密度、骨矿物质含量及 OCN,显著增加骨小梁宽度及骨小梁面积百分比。鹿茸总多肽能明显改善维 A 酸所致骨重建的负平衡状态,促使骨钙含量、骨重系数及骨量增加，从而使骨组织显微结构趋于正常。

13. 山茱萸　山茱萸酸涩微温，补益肝肾，收敛固涩。通过电子计算机图像分析，山茱萸水提液可影响骨皮质厚度、骨细胞数目等，能明显改善 SAM-P/6 小鼠的骨质疏松状况。山茱萸总苷可以增加去势大鼠的骨密度，提高雌二醇的水平。

二、中药复方治疗骨质疏松症的研究概况

中医理论认为肾虚是本病的主要病机。肾为先天之本，肾生髓。骨的生长、发育与肾精盛衰关系密切，肾精充足则骨生化有源，骨骼得以充足滋养；反之，肾精亏虚则骨生化无源，骨骼失养而痿弱无力。中医药治疗本病着重于整体调节，调动内因，作用于多个环节，以"肾藏精，主骨生髓"为理论基础，以补肾益精为主，辅以益气健脾、活血化瘀等法，最终达到纠正机体激素失衡和负钙平衡的功效。我们将近年来治疗骨质疏松症的中药复方研究概况介绍如下：

1. 对下丘脑‐垂体‐多个靶腺轴的调节功能　许兵等观察补肾活血方对去势大鼠的血生化、骨密度、生物力学及病理学的影响，评价补肾活血方防治去势大鼠骨质疏松的疗效。取 36 只雌性大鼠随机分为对照组、假手术组和补肾活血组。补肾活血组与对照组大鼠行卵巢切除术，假手术组行假手术处理。检测血清雌激素（E_2）、碱性磷酸酶（ALP）和骨钙素（OCN）。取大鼠腰椎、股骨，测量腰椎的骨密度（BMD）和最大承载力，行股骨病理学观察。结果显示，补肾活血方能够提高去势大鼠雌激素水平，促进骨形成，增加骨量，提高骨组织的力学性能，改善骨组织状况，达到防治骨质疏松的疗效，甚至与雌激素对照组无显著性差异。王冬梅等研究发现，补肾壮骨颗粒 3 个剂量组可使去卵巢大鼠的血清雌二醇和骨钙素水平增高，尿钙/肌酐、脱氧吡啶酚和血清甲状旁腺激素水平降低，股骨钙、磷亦增加，从而达到治疗骨质疏松症的目的。李东胜等研究发现，六味地黄丸可发挥类雌激素样作用，改善患者骨结构力学及机械力学性能，提升血清中雌二醇（E_2）、降钙素（CT）和骨钙素（OCN）的水平，调节人体内环境微量元素平衡，证实了其用于防治绝经后骨质疏松症的可行性。

2. 促进成骨细胞增殖分化　杜靖远等将补肾药液与新生大鼠颅骨成骨细胞共同培养 3 天后，分别采用噻唑蓝比色分析法和 ^{3}H-胸腺嘧啶核苷掺入两种手段，检测成骨细胞的增殖情况。结果显示，补肾密骨液呈剂量依赖的方式促进成骨细胞的增殖，10mg/L 的补肾密骨液便可明显地促进成骨细胞的增殖，且在 10~1 000mg/L 的浓度范围内，其促进作用随浓度的升高而增加，并

于 1 000mg/L 时达到最大效应。有学者通过观察仙鹿健骨汤含药血清对体外培养的新生 SD 大鼠成骨细胞矿化功能及骨形态生成蛋白 2(BMP2)表达的影响,发现仙鹿健骨汤含药血清能明显增加成骨细胞矿化结节形成数,促进矿化功能,并且提高成骨细胞 BMP2 表达水平,防治骨质疏松。沈霖等观察补肾中药密骨片(淫羊藿、杜仲、怀牛膝、胡桃肉等)对成骨细胞内源性 TGF-β_1mRNA 表达的影响,结果表明,密骨片能刺激成骨细胞 TGF-β_1mRNA 的分泌和合成、促进骨形成和抑制骨吸收,从而治疗骨质疏松症。

3. **抑制破骨细胞增殖分化** 吴贺勇等取新生(出生 24 小时内)乳鼠四肢骨髓分离培养破骨细胞,实验组加入不同(高、中、低)剂量的补肾中药血清,对照组采用无中药血清,运用酶动力学法测定培养上清液中抗酒石酸酸性磷酸酶(TRACP)的活性,利用甲苯胺蓝对骨吸收陷窝染色,并在图像分析仪下测定骨吸收陷窝的面积和数目。结果显示,补肾中药高、中剂量组均降低 TRACP 活性。研究表明,补肾中药可降低破骨细胞培养上清液中的 TRACP 活性、减少骨吸收陷窝面积及数目,从而达到抑制破骨细胞骨吸收功能的目的。

4. **调控相关基因** 高璐等采用摘除雌性大鼠双侧卵巢的方法复制骨质疏松症模型,以正常组作为标准对照,模型组作为空白对照,盖天力组作为阳性对照,补肾中药复方低、中、高剂量组作为实验组。各用药组灌胃给药 12 周。采用腹主动脉取血法采集大鼠血清测定血骨钙素(OCN)和抗酒石酸酸性磷酸酶(TRACP),并用 DEXA 骨密度仪检测左侧股骨骨密度;以右侧股骨匀浆提取骨组织中的总 RNA,用 RT-PCR 检测 MEK1 及 ERK2 的 mRNA 表达水平。研究表明,补肾中药复方具有防治去卵巢大鼠骨质疏松的作用,其机制与调控 MEK1 及 ERK2 基因表达有关。

5. **改善血清相关因子** 陈健等用自拟方巴戟密骨饮治疗绝经后骨质疏松症肝肾不足者,发现其不仅可有效改善患者临床症状,且能提高患者 BMD 值及血清 OPG 水平,有效降低患者血清 RANKL 水平,是防治绝经后骨质疏松症的有效药物。

6. **修复骨质结构** 朱太咏等研究显示,密骨胶囊(由制何首乌、淫羊藿、骨碎补等组成)能明显提高去卵巢骨质疏松模型大鼠的松质骨生物力学性能,其主要作用机制是增强了皮质骨宏观结构的生物力学应答功能,使股骨的外直径增大、皮质骨面积增加。此外,由女贞子、墨旱莲组成的二至丸可以减轻生物力学水平下降、骨小梁微结构恶化以及体重增加,增加 s-Ca 和 s-P 水平,降低骨转换指标。

(何帮剑 周 杰)

第三节 中医药治疗骨质疏松症的临床研究

一、中医对骨质疏松症的认识及辨证分型情况

1. 骨质疏松症中医病因病机 中国历代医书中并无骨质疏松病名的记载，但对"骨痿""骨痹""骨枯"等的临床症状的描述与骨质疏松症颇为相似。多数学者认为，原发性骨质疏松症应属于"骨痿"。历代中医学家经过对骨痿、骨痹的发病机制和临床表现的全面研究，认为本病源于肾虚。对肾虚者和非肾虚者进行骨矿物质含量的测定，发现无论是在成年期、老年前期还是老年期，肾虚患者的尺骨、桡骨的骨矿物质含量均显著低于同龄的健康人。肾虚可影响钙、磷代谢，进而使骨密度下降，发生骨质疏松症。可以看出，骨质疏松症与中医的肾虚证密切相关。研究表明，肾虚可以通过多个途径影响骨代谢。一方面，肾虚引起内分泌功能紊乱，下丘脑 - 垂体 - 性腺、甲状腺、肾上腺功能紊乱，免疫力低下，参与骨代谢的局部调节因子功能紊乱；另一方面，肾虚造成体内的微量元素发生变化，血清锌含量降低，从而影响人体生长发育，进而又影响骨骼和全身组织的结构和功能。另外，肾虚对骨质疏松症相关基因的表达、调控也有着不良的影响。对于女性来说，肾中精气为女性卵巢功能盛衰的主要物质基础，若肾中精气充盛，则卵巢功能旺盛，骨骼强健有力；反之，则卵巢功能衰竭，易发生骨质疏松症。所有这些都证实了肾对骨的主导作用，也充分证明了"肾藏精，主骨生髓"理论的科学性。

脾主运化水谷精微，是气血生化之源，为"后天之本"。《素问·痿论》曰："脾主身之肌肉。"脾健则四肢强劲有力。脾主腐熟水谷，运化精微，上输于肺，下归于肾。先天之精有赖后天水谷精微的不断充养，以滋养骨骼。若脾虚不健，运化乏力，势必精亏髓空、骨骼失养，导致骨质疏松。因此，脾虚也是骨质疏松症的重要病机。

肝藏血，主疏泄。《素问·上古天真论》云："肝气衰，筋不能动。"情志抑郁或暴怒伤肝，外邪阻滞致肝气郁结，气机不畅，若影响于脾，则脾失健运，气血化生不足而不能濡养筋骨；若影响于肾，则致精藏失职，肾精亏虚而不能充养，亦致骨痿。

血瘀是骨质疏松症的促进因素，是该病发生的一个重要环节。血瘀形成

后会阻碍气血的运行,从而使肾虚加重;反之,肾虚也可致血瘀。现代研究证实,血瘀的病理学基础是微循环障碍、血液流变学改变、血流动力学障碍等,血液中的营养物质不能正常进入骨骼,骨组织间的营养吸收、代谢发生障碍,从而导致骨质疏松。

因此,中医理论认为,骨质疏松症的发病是多虚多瘀、虚中有实、多因多果的关系,而不是单纯的线性因果关系。

2. 骨质疏松症的辨证分型 骨质疏松症的中医辨证分型,目前为止尚未有统一的标准,许多学者都有着自己在临床上的经验体会。方朝晖等对1 000例老年性骨质疏松症进行研究,认为瘀血阻络、脾肾阳虚、脾肾气虚、肝肾阴虚为OP的主要证型。苏培基等将原发性骨质疏松症分为肾阳虚、肾阴虚、脾肾阳虚、肝肾阴虚、气血亏虚、瘀血阻络型进行治疗。李跃华等将180例骨质疏松症患者分为肾虚型、脾肾两虚型、脾肾两虚兼血瘀型,而脾肾两虚兼血瘀型骨折风险明显高于前两型。陈国全等认为本病证属本虚标实,本虚以肾虚为主,标实多为瘀血、气郁等,将其分为4型:肾精亏虚型、脾胃虚弱型、肝肾亏虚型、肾虚瘀滞型。鞠华等将该病分为7型辨证论治:肾阴虚衰型、脾气虚衰型、肾阳虚衰型、肾精不足型、气血不足型、气滞血瘀型、风邪偏盛型。黄宏兴等采用聚类分析的统计方法,对诊断为骨质疏松症的246例患者收集相关中医四诊资料,结果归纳证型分为肝肾阴虚、脾肾阳虚、气血两虚、气滞血瘀4型较符合临床实际。以上分型尽管不相一致,但大多数医家认为本病的病机证型以肾虚为主,其次为脾虚、肝虚、血瘀等证型。

二、中医治疗原发性骨质疏松症组方配伍规律

黄娲慈等对近10年骨质疏松症的中药复方文献,运用SPSS13.0统计软件探讨用药规律,分析核心药物及方剂的应用规律,结果检索出103个验方,涉及125种药物,使用频次依序为熟地黄、淫羊藿、杜仲、当归、黄芪、牛膝、骨碎补、补骨脂、山茱萸、山药、茯苓、鹿茸、丹参、甘草、白术等。常用药物主要为补虚药和活血化瘀药两大类。所有验方基本方来源多为六味地黄丸、左归丸、右归丸等,在其方上加减化裁为各自的经验方。中医治疗原发性骨质疏松症的临床用药的确是以补益肝肾为主,以健脾益气、活血化瘀为辅。谭新等对2005年1月—2009年12月5年内中国知网收录的有关中医药治疗骨质疏松症的临床研究方面的文献进行分析和评价,从辨证、用药、结果等方面了解近年来中医药治疗骨质疏松症的基本情况,结果发现中医药治疗骨质疏松症的临床研究逐年上升,治疗以补虚药、活血化瘀药为主,大多制成方便服

用的中成药制剂,疗效较好。研究的地区分布不均,部分地区尚无此类报道。质量好的临床研究较少。研究认为中医药治疗骨质疏松症以补肾健脾、活血化瘀为主。关于中医药对骨质疏松症发病机制的作用、疗效特点等临床研究有待进一步扩大、深入和提高。

（何帮剑）

第五章

医 案 医 话

第一节 姚新苗治疗骨质疏松症医案评析

一、老年性骨质疏松症（SOP）

裘某,男,71岁。

2014年3月27日,患者因"腰痛反复7年余,加剧2个月"前来就诊。7年来,患者自诉腰部疼痛无诱因下时有发作,喜暖畏寒,四肢不温,行走乏力,曾多方诊治,但症状无明显改善。2个月前,因劳累而腰痛症状加剧,不能久坐久立,不便于行,休息未见好转。

既往有高血压病史10余年,口服降压药,血压控制良好(门诊时血压130/80mmHg);血糖正常,心肺(-),否认遗传病、传染病病史,否认食物、药物过敏史。

查体:腰椎生理弧度存在,向左轻度侧凸,双侧腰背肌紧张,有较广泛的压痛,尤以 L_1、L_3 棘突左侧和 L_4 棘突旁两侧压痛为甚,叩击痛(-),放射痛(-),双下肢直腿抬高试验各60°左右,加强试验(-),左"4"字试验(±),双侧屈膝屈髋试验(±),双下肢肌力正常,深浅感觉无殊,生理反射正常,病理反射未引出。

辅助检查:腰椎DR片示腰椎退行性改变;T_{12} 陈旧性压缩性骨折;骨质疏松。骨密度测定示 L_2~L_4 BMD -2.26, Neck -2.87, GT -2.73。

中医诊断:骨痹(脾肾阳虚型)。

西医诊断:骨质疏松症,陈旧性压缩性骨折,腰椎间盘膨出。

初诊脉案:反复腰部疼痛7年余,加剧2个月,喜暖畏寒,四肢不温,行走乏力,饮食不馨,食后腹胀,大便日行2次,夜尿频多,舌质淡、边有齿痕,苔白腻,脉沉缓。证属脾肾阳虚证。拟温补脾肾,宣痹通络。

治疗方案:针刀+中药。

针刀治疗：

定位：腰部压痛点（阿是穴）。

操作：①定位：通过按压触诊进行进针点定位，并用龙胆紫笔进行标记。②皮肤消毒：用5%聚维酮碘溶液对局部皮肤进行常规消毒。③局麻：先用2%利多卡因注射液4ml、维生素B$_{12}$注射液0.5mg、复方倍他米松注射液1ml、香丹注射液4ml配成混合药液，在标记处做局部浸润麻醉，每部位2ml。④针刀治疗：按针刀治疗四步规程进针，于局麻针孔处进针，根据触诊所得和针下感觉，对局部痉挛的筋膜进行纵向松解，并可以旋转针柄90°对增厚的筋膜或结节进行横向切割，一般2~3刀；出针，按压针眼5分钟，以防出血，然后用创可贴外敷针眼，保持创口清洁干燥48小时，以防感染。

中药处方：阳和汤加味。

熟地黄15g　杜仲20g　淫羊藿15g　当归12g　桂枝9g　鹿角霜15g　怀牛膝15g　白芍20g　川芎12g　炙麻黄5g　熟附片9g　细辛3g　茯苓12g　生薏苡仁15g　炒白术12g　炙甘草10g　共14剂，每天早晚2次，饭后温服。

2014年4月10日复诊：诉腰痛减，肢冷畏寒明显改善，腹胀亦减，食欲有增，然每至凌晨大便溏泄。拟温肾逐痹，理气健脾，原方加砂仁6g、广木香10g，再服14剂。

2014年4月24日三诊：腰痛已基本缓解，泄泻已除，胃和纳可，舌质淡，苔白，脉缓。拟温肾健脾，活血通络以善后。方拟益骨汤加减。

骨碎补10g　补骨脂10g　淫羊藿15g　川断20g　牛膝10g　杜仲10g　桑寄生30g　丹参15g　茯苓15g　白术12g　炙甘草10g　共14剂。

2014年5月8日四诊：服汤已，诸症已基本消失，劳累后偶感腰痛，程度较轻，拟续服益骨汤，以益肾壮骨。服汤3个月，腰痛消失而未反复。

验案评析：骨质疏松症是指以全身骨量减少，骨微细结构退化，继而引起骨强度下降和骨折风险增加为特征的代谢性疾病，是中老年人常见病种之一，属中医"骨痿""骨痹"范畴。《素问·痿论》所载"肾气热，则腰脊不举，骨枯而髓减，发为骨痿"，阐发了骨痿之本在于肾，从根本上认识到肾虚是原发性骨质疏松症发病的原因。

本案临床诊断为"骨痿"，证属脾肾阳虚。患者素体脾肾阳虚，又有风寒之邪外袭，致使腰背酸痛、畏寒肢冷。姚新苗先用阳和汤加减施治，一方面温脾肾之阳气，一方面又能温经散寒以宣痹阻。"痛者不通"，寒凝经脉，经气不利，气血痹阻，不通则痛；气血痹阻，筋失所养，"不荣则痛"，故患者腰背痛甚，姚新苗在用阳和汤加减治疗的同时，结合阿是穴针刀松解，以起局部组织内减压和活血通痹的作用,标本同治。待表邪解散,脾肾之阳渐复,证候已有好转,姚新苗予以益骨汤加减治疗,益肾健脾、填髓壮骨、通络止痛。

肾、脾为先、后天之本,相互依存。脾虚失运则气血生化无源,不能充养肾精,而致筋骨失养,骨痿不用;反之,肾虚温煦推动无力,也可致脾运失健,最终形成脾肾俱虚。《素问·五脏生成》曰:"肾之合骨也,其荣发也,其主脾也。"此之谓也。故姚新苗在治疗过程中始终贯彻脾肾双补的思想,以冀精血充足,筋骨得养。

二、绝经后骨质疏松症(PMOP)

张某,女,50岁。

2013年2月22日,患者因"反复腰背酸痛3年,伴四肢酸痛、痿软无力"前来就诊。患者3年来腰背酸痛反复发作,畏寒肢冷,遇冷则重,活动后减轻,劳累后症状加剧,伴四肢酸痛、痿软无力,下肢关节屈伸不利。曾先后多次到当地医院就诊,行腰椎X线片、骨密度等相关检查,诊断为"骨质疏松症",并予以对症治疗,但治疗效果欠佳。

患者否认高血压、糖尿病、冠心病等慢性病病史,否认家族遗传病病史,否认传染病病史,否认食物、药物过敏史。5年前因"多发性子宫平滑肌瘤"而行"次全子宫切除术",术后停经。

查体:心肺无殊,血压126/76mmHg。腰部活动可,脊柱居中,生理活动存,两侧腰背肌质软,张力正常,按压触诊可及广泛性压痛,特别是在T_{11}、T_{12}、L_1、L_3、L_1椎体两侧。双肾区叩击痛(−),下肢放射痛未引出,直腿抬高试验右75°(−)、左70°(−)、加强试验(±),"4"字试验(−),四肢肌力正常,温觉、痛觉、触觉正常,生理反射正常,病理反射未引出。

辅助检查:外院X线片示腰椎退行性改变;骨密度测定示T值为−2.65SD。

实验室雌激素水平测定:促卵泡刺激素55U/L,促黄体生成素47U/L,雌二醇71pmol/L,孕酮2.09nmol/L,睾酮0.95nmol/L,泌乳素7.18μg/L。

中医诊断:骨痿(肾精虚兼气血虚证)。

西医诊断:骨质疏松症。

初诊脉案:反复腰背酸痛3年,伴四肢酸痛乏力,四肢畏寒,面色萎黄,气短乏力,潮热盗汗,食纳不佳,口干微苦,二便正常,舌质红有齿痕、苔薄白,脉沉细。拟益肾填精,滋阴清热,补益气血,活血通络。

补骨脂10g　骨碎补10g　淫羊藿12g　鸡血藤30g　枸杞子12g　女贞子15g

当归 15g　生地黄 12g　白芍 20g　丹参 15g　青蒿 9g　炙鳖甲 20g　知母 12g
黄芪 20g　白术 12g　太子参 15g　茯苓 12g　炙甘草 10g　共 7 剂。

基础治疗:硅鱼降钙素(密钙息),肌内注射,每日 1 次,每次 50U。

医嘱:增加钙含量高的食物摄入,适当运动,增加户外光照时间,保暖。

2013 年 3 月 1 日复诊:腰背酸痛有所减轻,畏寒好转,口干苦症状改善,潮热汗出已明显缓解,仍感四肢酸胀乏力,偶有心烦。方已对证。拟继续补肝肾,对症加减。

补骨脂 10g　骨碎补 10g　淫羊藿 12g　鸡血藤 30g　枸杞子 12g
女贞子 15g　生地黄 12g　白芍 20g　丹参 15g　黄芪 20g　白术 12g　太子参 15g
茯苓 12g　木瓜 9g　五加皮 9g　柴胡 9g　炙甘草 10g　共 7 剂。

其他治疗同前。

2013 年 3 月 8 日三诊:自诉腰背痛已明显减轻,四肢酸痛乏力已明显好转,胃纳可,夜寐欠安,舌质红,苔薄,脉沉细。上方去木瓜、五加皮,加酸枣仁 15g,共 14 剂。

2013 年 3 月 22 日四诊:腰背酸痛已基本缓解,四肢感觉正常、行动便利。拟以益骨汤益肾壮骨,并嘱常服六味地黄丸补肾养阴,并适当锻炼、加强营养等。

验案评析:绝经后骨质疏松症为Ⅰ型原发性骨质疏松症,是一种严重危害中老年妇女生活质量的隐袭性疾病,常发生于绝经后 5~10 年。绝经后骨质疏松症临床表现特点:起病隐匿,发病率高、潜在危险大而早期症状和体征不明显;患者常因腰背痛、骨折等疾病就诊,而此时骨质疏松已很难逆转。

本案患者 5 年前因多发性子宫平滑肌瘤,行次全子宫切除术,术后停经。雌激素水平下降而致破骨细胞活性增加,骨丢失加快,继而发展为骨质疏松症。本案患者反复腰背酸痛 3 年,伴四肢酸痛、痿软无力,面色萎黄,气短乏力,潮热盗汗。中医诊断为"骨痿",证属肾精虚兼气血虚。姚新苗用益骨汤合青蒿鳖甲煎加减治疗,以达益肾填精、滋阴清热、补益气血、活血通络之效。同时结合硅鱼降钙素(密钙息)治疗,辅之以运动疗法,以减少骨丢失。三者合用,标本皆治。

绝经后骨质疏松症是否发生主要取决于妇女本人的骨峰值及骨丢失速度,所以妇女进入围绝经期,就应该积极预防骨量丢失,要防治结合,从而减少骨质疏松症的发生,减缓病症的进展。补充钙剂和维生素 D,是骨质疏松症的重要防治方法。

三、骨质疏松之腰背痛

林某,女,71岁,退休工人。

2012年12月31日,患者因"腰背部疼痛年余,加剧近1个月"前来就诊。患者反复腰背部疼痛年余,痛无定处,劳累后加剧,休息后可减轻,否认外伤史。近1个月来无明显诱因下疼痛加剧,仰卧痛甚,转侧翻身困难,下肢乏力,常有小腿抽搐。

患者有高血压病史,长期服用降压药物(苯磺酸氨氯地平),血压控制良好,门诊血压130/85mmHg,否认糖尿病、心脏病病史,否认肝炎、肺结核等传染病病史,否认食物、药物过敏史。

查体:胸腰椎生理曲度存在,未见明显侧弯,双侧腰背部肌肉紧张,腰背部脊柱两侧存在较广泛的压痛、叩击痛,放射痛(-),双肾区叩击痛(-),直腿抬高试验左右70°(-)、加强试验(-),双侧屈膝屈髋试验(±)、"4"字试验(±),双下肢肌力正常,皮肤浅深感觉无殊,膝腱反射、跟腱反射正常,病理反射未引出。

辅助检查:胸腰椎DR示胸椎部各椎体排列正常,L_{4-5}椎间隙略变窄,各椎体显示唇样增生,胸椎部分椎体呈双凹征改变。提示:胸腰椎退行性改变,考虑骨质疏松。骨密度测定示L_2~L_4 BMD均值-3.06,Neck -2.53,GT -3.47。

中医诊断:骨痹(肾虚血瘀型)。

西医诊断:骨质疏松症。

初诊脉案:反复腰背痛年余,加剧近1个月,痛甚,痛无定处,转侧翻身困难,劳累后加重,休息可减轻,下肢乏力,常有小腿抽搐,神清,精神软,少气懒言,盗汗,口干欲饮,胃纳尚可,夜寐不佳,二便调和,舌质红,苔薄腻,脉弦细。证属肾虚血瘀,本虚标实,拟滋阴补肾、活血通痹止痛。

治疗方案:针刀+中药+基础治疗。

针刀治疗:

定位:腰背部压痛点(每次选4~6个点)。

操作:①定位:通过按压触诊进行进针点定位,并用龙胆紫笔进行标记。②皮肤消毒:用5%聚维酮碘溶液对局部皮肤进行常规消毒。③局麻:先用2%利多卡因注射液4ml、维生素B_{12}注射液0.5mg、复方倍他米松注射液1ml、香丹注射液4ml配成混合药液,在标记处做局部浸润麻醉,每部位2ml。④针刀治疗:按针刀治疗四步规程进针,当到达操作面时对局部痉挛组织、筋膜做松解切割;出针,按压止血后,用创可贴外敷针眼,保持创口清洁干燥

48 小时,以防感染。

中药处方:益骨汤加减。

补骨脂 10g　骨碎补 12g　枸杞子 15g　生地黄 15g　怀牛膝 12g
白芍 30g　芡实 10g　龟甲 20g　制大黄 10g　丹参 15g　五加皮 12g
木瓜 12g　芦根 30g　天冬 15g　南沙参 15g　北沙参 15g　麦冬 15g　钩藤 30g
萆草 30g　乌药 10g　蜜甘草 10g　共 14 剂。

基础治疗:硅鱼降钙素(密钙息),肌内注射,隔日 1 次,每次 50U。

其他:增加钙含量高的食物摄入,适当运动,增加户外光照时间,保暖。

2013 年 1 月 13 日复诊:服汤已,患者自觉疼痛缓解十之七八,腰背活动可,下肢乏力好转。晨起仍感口干,偶有潮热汗出,舌红,苔薄,脉弦细。拟继续滋清健脾,活血通痹。

治疗方案:同前。

针刀治疗:同前。

中药处方:益骨汤加减。

补骨脂 10g　骨碎补 12g　枸杞子 15g　生地黄 15g　怀牛膝 12g
白芍 30g　芡实 10g　龟甲 20g　制大黄 10g　丹参 15g　天冬 15g　南沙参 15g
北沙参 15g　麦冬 15g　炙甘草 10g　茯苓 15g　炒白术 12g　怀山药 30g
炒枳壳 12g　共 14 剂。

基础治疗:硅鱼降钙素(密钙息)5 支,肌内注射,隔日 1 次,每次 50U。

其他:同上。

2013 年 1 月 29 日三诊:自诉腰背部疼痛已基本缓解,活动可,夜寐安,无口干,无潮热盗汗,舌质淡,苔薄白,脉细缓。拟益肾壮骨,续服益骨汤,基础治疗同前。服汤 3 个月,腰背痛消而未反复。

验案评析:姚新苗认为,骨质疏松症属于中医"骨痿""骨痹"范畴。《素问·痿论》言:"肾主身之骨髓……腰脊不举,骨枯而髓减,发为骨痿。"《济生方》亦云:"夫肾者……虚则生寒,寒则腰背切痛,不能俯仰……骨节烦疼。"其病因病机,首责肾虚,而腰为肾之府,肾虚则骨髓、筋骨失养,产生腰脊疼痛、胫膝酸软乏力;肾为先天之本,藏真阴而孕元阳,其所藏之精,包括先天之精和后天之精,前者禀受于父母,后者来源于脾胃。若脾不运化,脾精不足,必致肾精亏损,骨骼失养。而肾阳为元气之根,"元气既虚,必不能达于血管,血管无气,必停留而瘀"。瘀血的形成又阻碍气血的形成,从而加重肾虚,诱发疼痛。本病的辨证为本虚标实,病位在肾,又与脾胃相关,治当以滋阴补肾、活血通痹止痛为则。方中补骨脂、骨碎补补肾助阳为君药,辅以生地黄、怀牛膝、白芍、龟甲等补肾滋阴益精为臣药,配以南北沙参、炒白术、茯苓、怀山药等补中益气,丹参活血,再以炙甘草调和诸药,共奏补肾健脾益气、活血宣痹之效。

从西医学言,骨质疏松症患者大多伴有疼痛症状,尤其是骨质疏松症后期。腰背疼痛往往是骨质疏松症患者前来就诊的原因,究其疼痛发生的原因主要有以下几方面:

1. 在骨转换过程中,骨吸收增加,骨小梁破坏,骨膜下皮质骨破坏,破骨细胞溶骨所致,以夜间痛为主要表现。

2. 机械应力造成的微骨折,以劳累后疼痛为主要表现。

3. 骨骼畸形导致肌肉、韧带受力异常,骨质疏松症患者活动时,腰背部肌肉长期处于紧张状态,造成腰背肌肉疲劳、痉挛而疼痛。

4. 严重的低骨量衰竭,长期卧床、制动导致脆性骨折所致,通常出现在轻微外伤后。

针刀治疗骨质疏松疼痛的机制应该在于:

1. 通过对肌肉、韧带、筋膜等软组织疼痛点(痉挛点)的松解,恢复软组织的平衡,以达到整体平衡的目的。

2. 通过针刀的刺激,可以有效改善局部的组织血液循环,改变组织缺血缺氧的状态。

3. 注射治疗带来的消炎、活血、改善营养的作用。

四、糖尿病合并骨质疏松症(DOP)

陈某,女,63岁,退休工人。

2014年1月7日,患者因"反复腰膝酸痛近2年,伴双下肢酸痛乏力3个月"前来就诊。患者近2年来,无明显诱因下腰膝酸痛反复出现,与天气变化无关,疲劳后易作,休息后可稍缓。3个月前,无明显诱因下出现双下肢酸痛乏力,曾去他院诊治,腰椎MR提示腰椎退行性改变,考虑"慢性腰肌劳损",予行理疗等处理,症状未见改善。

既往有糖尿病病史10年,长期服用二甲双胍等降糖治疗,空腹血糖一般控制在6mmol/L左右;有高血压病史3年,血压舒张压偏高、收缩压正常,自诉舒张压常在95mmHg左右(本次测得血压为126/96mmHg),但一直未服用降压药。否认遗传病、传染病等病史,否认食物、药物过敏史。

查体:腰椎生理弧度存,无明显侧弯,双侧腰肌紧张,双侧棘旁有广泛性压痛,以酸痛为主。腰椎叩击痛(+),主要在L$_2$~L$_5$棘旁,双肾区叩痛(−),直腿抬高试验左右各 70°（－）、加强试验（－），"4"字试验（－），双下肢屈膝屈髋试验（－），双下肢肌力Ⅴ⁻，浅深感觉正常，膝跳反射减弱，病理反射未引出。

辅助检查：外院腰椎 MR 示腰椎生理曲度正常，无明显侧弯，各椎体前缘唇样改变，各椎间隙未见明显狭窄，各椎间盘未见明显突出。本院骨密度测定示 T 值 −2.6。

中医诊断：骨痿，消渴（阴虚内热兼气阴两伤）。

西医诊断：骨质疏松症，糖尿病。

初诊脉案：反复腰膝酸痛近 2 年，伴双下肢酸痛乏力 3 个月。患者素体阴虚，潮热汗出，口干微苦，多饮，胃纳佳，小便频数，大便二日一行，夜寐不安，失眠多梦，舌质红、苔薄，脉细数。拟滋阴清热，益肝肾，强筋骨。

牛膝 10g　杜仲 10g　鸡血藤 30g　淫羊藿 12g　生地黄 12g　山茱萸 12g　山药 30g　泽泻 12g　茯苓 12g　牡丹皮 12g　青蒿 9g　鳖甲 20g　知母 12g　白术 12g　炒白芍 12g　木瓜 9g　五加皮 9g　炙甘草 10g　共 7 剂。

2014 年 1 月 14 日二诊：服汤已，潮热汗出、口干多饮症状缓解，大便一日一行，患者仍感腰膝酸软乏力。方已中的，原方续服 7 剂。

2014 年 1 月 21 日三诊：上方服用 14 剂后，潮热汗出已明显缓解，腰膝酸痛有所好转，但仍感乏力，胃纳可，夜寐欠安。拟补益肝肾，强健筋骨为则。

川怀牛膝各 10g　杜仲 10g　鸡血藤 30g　淫羊藿 12g　生地黄 12g　山茱萸 12g　山药 30g　泽泻 12g　茯苓 12g　牡丹皮 12g　白术 12g　炒白芍 12g　木瓜 9g　五加皮 9g　炙甘草 10g　黄芪 20g　酸枣仁 15g　共 14 剂。

2014 年 2 月 13 日四诊：患者自诉腰膝酸痛明显好转，潮热汗出近来未复，晨起略有口干微苦，纳可，夜寐欠佳，舌红，苔薄，脉细。续前方之义，更服。上方去木瓜、五加皮，加补骨脂 10g，白芍加至 20g，再进 14 剂。

治疗后，患者诸症已基本消失，嘱其续服益骨汤合六味地黄丸以巩固疗效，并补充适量钙剂。随访：腰膝酸痛乏力症状未复，血糖控制良好。

验案评析：糖尿病是一种常见的内分泌疾病，其各类慢性并发症往往对患者的生活质量和生命健康带来严重影响，而糖尿病性骨质疏松症就是比较突出的一种。糖尿病属于中医学的"消渴"范畴。《素问·奇病论》曰："夫五味入口，藏于胃，脾为之行其精气，津液在脾……此人必数食甘美而多肥也。肥者……转为消渴。"《证治准绳·消瘅》曰："渴而多饮为上消（经谓膈消），消谷善饥为中消（经谓中消），渴而便数有膏为下消（经谓肾消）。"故将"消渴"分为上、中、下三消。而骨痿、骨痹的发生，其病机在于："消渴"多以阴虚为本，而久病则耗气伤阴，导致气血不足，筋骨失养；气虚则推动无力，日久则血停成瘀、湿聚成痰,痰瘀互结,闭阻经络,不通则痛,导致"骨痿、骨痹"发生,而"肾主骨生髓",肾精亏虚则骨髓生化无源。骨髓生化无源而致骨痿是糖尿病患者易于发生骨质疏松症的主要病因。其基本病机是本虚,病位在骨,病性为本虚标实。治疗时应标本兼顾、辨证施治。

本案患者患消渴已有10年,近2年来反复出现腰膝酸痛,更是在近3个月来出现下肢乏力,同时伴有潮热汗出、口干微苦、多饮、夜寐不安、失眠多梦等症,舌质红、苔薄,脉细数。中医诊断为"骨痿",证属阴虚内热,气阴两伤。治疗时宜补肾益脾、益气养阴、活血通络。姚新苗用六味地黄丸合青蒿鳖甲煎加减。六味地黄丸中,熟地黄滋肾填精,辅以山药补脾固精,山茱萸养肝涩精,又用泽泻清泻肾火,并防熟地黄之滋腻,茯苓淡渗脾湿,以助山药之健运,牡丹皮清泻肝火,并制山茱萸之温。青蒿鳖甲煎中,鳖甲直入阴分,咸寒滋阴,以退虚热,青蒿芳香清热透毒,引邪外出,合用透热而不伤阴,养阴而不恋邪;生地黄甘凉滋阴,知母苦寒滋润,助鳖甲以退虚热;牡丹皮凉血透热,助青蒿以透泄阴分之伏热。二方合用,攻补兼施,一方面补肾健脾,使后天得先天之助而运化得常,先天得后天之助而生化有源;一方面补泻兼施,使燥热得去,而精气得复。

(陈煜民)

第二节　骨质疏松症中医药治疗常用基本方剂

一、肾虚型

1. 地黄饮子(《黄帝素问宣明论方》)

熟地黄 12g　巴戟天(去心)9g　山茱萸 9g　石斛 9g　肉苁蓉(浸酒,焙)9g　附子(炮)6g　五味子 6g　官桂 6g　白茯苓 6g　麦门冬(去心)6g　石菖蒲 6g　远志(去心)6g

上为粗末,每服 9~15g,水一盏半,加生姜 5 片,大枣 1 枚,薄荷六七叶,同煎。

功用:滋肾阴,补肾阳,开窍化痰。

主治:喑痱。舌强不能言,足废不能用,口干不欲饮,足冷面赤,脉沉细弱。

喑痱乃因下元虚衰,虚阳上浮,痰浊随之上泛,堵塞窍道所致。"喑"是舌强不能言语,"痱"是足废不能行走。下元虚衰,包括肾之阴阳两虚,肾主骨,故筋骨痿软无力,以致足废不能行走;足少阴肾脉挟舌本,肾虚则精气不能上承,加之痰浊上泛,堵塞窍道,故舌强而不能言语。此类病症常见于老年人及重病之后,肾之阴阳两虚,摄纳无权。治宜补养下元为主,摄纳浮阳,佐以开窍化痰,宣通心气。方用甘温的熟地黄与酸温的山茱萸相配,补肾填精;肉苁蓉、巴戟天温壮肾阳;配伍附子、肉桂之辛热,以助温养下元,摄纳浮阳,引火归原;石斛、麦冬、五味子滋阴敛液,壮水以济火;石菖蒲与远志、茯苓合用,功能开窍化痰、交通心肾;再加少许薄荷以疏郁而轻清上行,姜、枣以和中调药。综观全方,标本兼顾,上下并治,而以治本治下为主。诸药合用,使下元得以补养,浮阳得以摄纳,水火相济,痰化窍开,则喑痱可愈。

2. 六味地黄丸(《小儿药证直诀》)

熟地黄 160g　山茱萸(制)80g　牡丹皮 60g　山药 80g　茯苓 60g　泽泻 60g

功用:滋阴补肾。

主治:用于肾阴亏损,头晕耳鸣,腰膝酸软,骨蒸潮热,盗汗遗精。

方以熟地黄滋肾填精,为君药;辅以山药补脾固精,山茱萸养肝涩精,称"三补"。又用泽泻清泻肾火,并防熟地黄之滋腻;茯苓淡渗脾湿,以助山药之健运;牡丹皮清泻肝火,并制山茱萸之温,谓之"三泻"。六药合用,补中有泻,寓泻于补,相辅相成,补大于泻,共奏滋补肝肾之效。

3. 左归丸(《景岳全书》)

大怀熟地 240g　山药(炒)120g　枸杞 120g　山茱萸肉 120g　川牛膝(酒洗,蒸熟)120g　菟丝子(制)120g　鹿胶(敲碎,炒珠)120g　龟胶(切碎,炒珠)120g

功用:滋阴补肾,填精益髓。

主治:肾阴不足,阴衰阳盛。腰酸遗泄,盗汗,口燥咽干,口渴欲饮,舌光红,脉细数。

方用熟地补肾为君;山药补脾,山茱萸补肝为臣;配以枸杞补精,川牛膝补血,菟丝补肾中之气,鹿胶、龟胶补督任之元。虽曰左归,其实三阴并补,水火交济之方也。

肾藏精,主骨生髓,肾阴亏损,精髓不充,封藏失职,故头晕目眩、腰酸腿软、遗精滑泄;阴虚则阳亢,迫津外泄,故自汗盗汗;阴虚则津不上承,故口燥舌干、舌红少苔;脉细为真阴不足之象。治宜壮水之主,培补真阴。方中重用熟地滋肾填精,大补真阴,为君药。山茱萸养肝滋肾,涩精敛汗;山药补脾益阴,滋肾固精;枸杞补肾益精,养肝明目;龟、鹿二胶,为血肉有情之品,峻补精髓,龟甲胶偏于补阴,鹿角胶偏于补阳,在补阴之中配伍补阳药,取"阳中求阴"之义,均为臣药。菟丝子、川牛膝益肝肾,强腰膝,健筋骨,俱为佐药。诸药合用,共奏滋阴补肾、填精益髓之效。左归丸是张介宾将六味地黄丸化裁而成。他认为"补阴不利水,利水不补阴,而补阴之法不宜渗"(《景岳全书》),故去"三泻"(泽泻、茯苓、牡丹皮),加入枸杞、龟甲胶、牛膝加强滋补肾阴之力;又加入鹿角胶、菟丝子温润之品补阳益阴,阳中求阴,即张介宾所谓"善补阴者,必于阳中求阴,则阴得阳升而泉源不竭"(《景岳全书》)之义。本方纯补无泻、阳中求阴是其配伍特点。

4. **右归丸**(《景岳全书》)

大怀熟地 250g　山药(炒)120g　山茱萸(微炒)90g　枸杞(微炒)120g　鹿角胶(炒珠)120g　菟丝子(制)120g　杜仲(姜汤炒)120g　当归 90g(便溏勿用)　肉桂 60g(渐可加至 120g)　制附子 60g(渐可加至 150~180g)

上为细末,先将熟地蒸烂杵膏,加炼蜜为丸,如弹子大。

功用:温补肾阳。

主治:肾阳不足,阳衰阴胜,腰膝酸痛,神疲乏力,畏寒肢冷,咳喘,泄泻,脉弱;以及产妇虚火不归元而发热者。

本方系从《金匮要略》肾气丸加减衍化而来,所治之证属肾阳不足,命门火衰,或火不生土所致。方中除用桂、附外,还增入鹿角胶、菟丝子、杜仲,以加强温阳补肾之功;又加当归、枸杞,配合熟地黄、山药、山茱萸以增益滋阴养血之效。其配伍滋阴养血药的意义,即《景岳全书》所说"善补阳者,必于阴中求阳"之意。用附子、肉桂温补肾阳以煦暖全身,但纯用热药势必伤阴,故取六味地黄丸中之山药、山茱萸、熟地以滋阴,使阳有所附,枸杞补肝肾,杜仲益肾强腰脊,合成甘温壮阳之剂。

5. **二仙汤**(《妇产科学》)

仙茅 9g　仙灵脾 9g　当归 9g　巴戟天 9g　黄柏 4.5g　知母 4.5g

日服 1 剂,水煎取汁,分 2 次服。

功用:温肾阳,补肾精,泻肾火,调冲任。

主治:妇女月经将绝未绝,周期或前或后,经量或多或少,头眩耳鸣,腰酸乏力,两足欠温,时或怕冷,时或轰热,舌质淡,脉沉细者。现用于妇女围绝经期综合征、高血压、闭经,以及其他慢性疾病见有肾阴、肾阳不足而虚火上炎者。

二仙汤由已故名中医张伯讷先生于 20 世纪 50 年代针对围绝经期综合征经临床反复筛选验证,最终研制出的著名方剂。二仙汤由仙茅、仙灵脾、巴戟天、当归、知母、黄柏 6 味组成。方中仙茅、仙灵脾、巴戟天归肾经,为温柔之品,温可壮阳振颓,柔可滋阴填精,温柔相合,刚柔相济,使阳气自复,阴精自生;配当归以补血养血,知母、黄柏以滋肾降火。诸药共用,有温肾阳、补肾精、泻肾火、调冲任的作用。方中仙茅、仙灵脾共为君药,故名二仙汤。本方补中有泻,寓泻于补,寒温并用,补泻兼施,温而不燥,切中肾脏"阴阳互根""阴中求阳"等特性,已成为调补肾阴肾阳的常用方。

6. 阳和汤(《外科全生集》)

熟地 30g　肉桂(去皮,研粉)3g　麻黄 1.5g　鹿角胶 9g　白芥子 6g　姜炭 1.5g　生甘草 3g

功用:温阳补血,散寒通滞。

主治:阴疽。贴骨疽、脱疽、流注、痰核、鹤膝风等属于阴寒证者。

方中重用熟地,滋补阴血,填精益髓;配以血肉有情之鹿角胶,补肾助阳,益精养血,两者合用,温阳养血,以治其本,共为君药。少佐麻黄,宣通经络,与诸温和药配合,可以开腠理,散寒结,引阳气由里达表,通行周身。甘草生用为使,解毒而调诸药。综观全方,补血与温阳并用,化痰与通络相伍,益精气,扶阳气,化寒凝,通经络,温阳补血以治本,化痰通络以治标。用于阴疽,犹如离照当空,阴霾自散,故以"阳和"名之。

二、肝肾两虚型

1. 虎潜丸(《丹溪心法》)

黄柏(酒炒)250g　龟甲(酒炙)120g　知母(酒炒)60g　熟地黄、陈皮、白芍各 60g　锁阳 45g　虎骨(炙)30g(虎骨现为禁用品,临证用相应代用品)干姜 15g

上药为末,酒糊丸或粥丸,每丸重 9g。

功用:滋阴降火,强筋壮骨。

主治:肝肾阴虚,精血不足,筋骨软弱,腿足消瘦,行走无力,舌红少苔,脉细弱。现用于脊髓灰质炎后遗症,慢性关节炎,中风后遗症而属肝肾不足者。

方中重用黄柏,配合知母以泻火清热;熟地黄、龟甲、白芍滋阴养血;虎骨强壮筋骨;锁阳温阳益精;干姜、陈皮温中健脾,理气和胃。诸药合用,共奏滋阴降火、强筋壮骨之功。

2. 独活寄生汤(《备急千金要方》)

独活 9g　桑寄生 6g　杜仲 6g　牛膝 6g　细辛 6g　秦艽 6g　茯苓 6g　桂心 6g　防风 6g　川芎 6g　人参 6g　甘草 6g　当归 6g　芍药 6g　干地黄 6g

功用:益肝肾,补气血,祛风湿,止痹痛。

主治：风寒湿痹，肝肾两亏，气血不足证。

本方证为风寒湿邪久羁，以致损伤肝肾，耗伤气血所致。方中独活辛苦微温，长于祛下焦风寒湿邪，蠲痹止痛，为君药；防风、秦艽祛风胜湿，肉桂温里祛寒、通利血脉，细辛辛温发散、祛寒止痛，均为臣药。桑寄生、牛膝、杜仲补益肝肾，强壮筋骨；当归、芍药、地黄、川芎养血活血；人参、茯苓、甘草补气健脾，扶助正气，均为佐药。甘草调和诸药，又为使药。本方配伍特点是以祛风寒湿药为主，辅以补肝肾、养气血之品，邪正兼顾，有祛邪不伤正、扶正不碍邪之意。诸药相伍，使风寒湿邪俱除，气血充足，肝肾强健，痹痛得以缓解。

三、脾虚型

1. 参苓白术散（《太平惠民和剂局方》）

莲子肉 500g　薏苡仁 500g　砂仁 500g　桔梗 500g　白扁豆 750g　白茯苓 1 000g　人参 1 000g　炒甘草 1 000g　白术 1 000g　山药 1 000g

上为细末，每服6g，枣汤调下。

功用：补脾胃，益肺气。

主治：脾气虚弱，湿邪内生，症见脘腹胀满，不思饮食，大便溏泻，四肢乏力，形体消瘦，面色萎黄，舌苔白腻，脉象细缓者。亦治小儿脾疳，面色萎黄，形容憔悴，毛发枯槁，精神萎靡，不思饮食，睡卧不宁，或脾虚水肿，或脾虚带脉不固，白带过多，绵绵不断，如涕如唾者。

本方证是由脾虚湿盛所致。脾胃虚弱，纳运乏力，故饮食不化；水谷不化，清浊不分，故见肠鸣泄泻；湿滞中焦，气机被阻，而见胸脘痞闷；脾失健运，则气血生化不足；肢体肌肤失于濡养，故四肢无力、形体消瘦、面色萎黄；舌淡，苔白腻，脉虚缓，皆为脾虚湿盛之象。治宜补益脾胃，兼以渗湿止泻。方中人参、白术、茯苓益气健脾渗湿为君；配伍山药、莲子肉助君药以健脾益气，兼能止泻，并用白扁豆、薏苡仁助白术、茯苓健脾渗湿，均为臣药；更用砂仁醒脾和胃，行气化滞，是为佐药；桔梗宣肺利气，通调水道，又能载药上行，培土生金，而炒甘草健脾和中，调和诸药，共为佐使。综观全方，补中气，渗湿浊，行气滞，使脾气健运，湿邪得去，则诸症自除。

2. 补阳还五汤（《医林改错》）

生黄芪 120g　当归尾 6g　赤芍 4.5g　地龙 3g　川芎 3g　红花 3g　桃仁 3g

功用：补气活血通络。

主治：中风及中风后遗症。半身不遂，口眼㖞斜，语言謇涩，口角流涎，小便频数或遗尿不禁,舌暗淡,苔白,脉缓。

本方所治证候,半身不遂,系由气虚血瘀所致。肝主风又主藏血,喜畅达而行疏泄;"邪之所凑,其气必虚",气为血之帅。本证中风半身不遂,一属中气不足则邪气中之,二属肝血瘀滞、经络不畅,气虚血瘀发为半身不遂。治宜补气活血为法。气虚属脾,故方用生黄芪120g补中益气为主;血瘀属肝,除风先活血,故配伍当归尾、川芎、桃仁、赤芍、红花入肝,行瘀活血,疏肝祛风;加入地龙活血而通经络。大量补气药与少量活血药相配,气旺则血行,活血而又不伤正,共奏补气活血通络之功。

3. 黄芪桂枝五物汤(《金匮要略》)

黄芪 30g　芍药 30g　桂枝 10g　生姜 3 片　大枣 10g

功用:益气温经,和营通痹。

主治:肌肤麻木不仁,脉微而涩紧之血痹证。

方中黄芪补气升阳、益卫固表,桂枝辛温解肌、温经通阳,二者相配,疏通肌表经脉而不伤正,寓通于补;芍药养血和营,疏畅血行,配桂枝,一阴一阳,一静一动,能调和营卫,通经络利气血,配黄芪,一气一血,补气生血,通经活血;生姜助桂枝辛散外邪以解肌,大枣配芍药调脾胃和营卫。

4. 无比山药丸(《太平惠民和剂局方》)

山茱萸 30g　泽泻 30g　熟地黄 30g　茯神 30g　巴戟天 30g　牛膝 30g 赤石脂 10g　山药 60g　杜仲 90g　菟丝子 90g　肉苁蓉 120g　五味子 180g

功用:健脾补肾。

主治:脾肾两虚,食少肌瘦,腰膝酸软,目眩耳鸣。

方中菟丝子、肉苁蓉、杜仲、巴戟天补肾助阳以固精;熟地黄、山茱萸、五味子滋阴补肾;茯苓、山药补脾胃,益肺肾;泽泻、牛膝渗湿利尿通淋;赤石脂止血。全方共奏健脾补肾止血之功。

5. 归脾丸(《中华人民共和国药典》)

党参 80g　白术(炒)160g　炙黄芪 80g　炙甘草 40g　茯苓 160g　远志(制)160g　酸枣仁(炒)80g　龙眼肉 160g　当归 160g　木香 40g　大枣(去核)40g

上 11 味,粉碎成细粉,过筛,混匀。每 100g 粉末用炼蜜 25~40g 加适量的水泛丸,干燥,制成水蜜丸;或加炼蜜 80~90g 制成小蜜丸或大蜜丸,即得。用温开水或生姜汤送服,水蜜丸一次 6g,小蜜丸一次 9g,大蜜丸一次 1 丸,一日 3 次。

功用:益气健脾,养血安神。

主治：心脾两虚，气短心悸，失眠多梦，头昏头晕，肢倦乏力，食欲不振，崩漏便血。

方中以参、芪、术、草甘温之品补脾益气以生血，使气旺而血生；当归、龙眼肉甘温补血养心；茯苓（多用茯神）、酸枣仁、远志宁心安神；木香辛香而散，理气醒脾，与大量益气健脾药配伍，复中焦运化之功，又能防大量益气补血药滋腻碍胃，使补而不滞，滋而不腻；用法中姜、枣调和脾胃，以资化源。全方共奏益气补血、健脾养心之功，为治疗思虑过度，劳伤心脾，气血两虚之良方。

本方的配伍特点：一是心脾同治，重点在脾，使脾旺则气血生化有源，方名归脾，意在于此；二是气血并补，但重在补气，意即气为血之帅，气旺血自生，血足则心有所养；三是补气养血药中佐以木香理气醒脾，补而不滞。故张璐说："此方滋养心脾，鼓动少火，妙以木香调畅诸气。世以木香性燥不用，服之多致痞闷，或泄泻，减食者，以其纯阴无阳，不能输化药力故耳。"

四、瘀血阻络型

1. 桃红四物汤（《医宗金鉴》）

熟地黄6g（或干地黄15g） 川芎8g 白芍（炒）10g 当归12g 桃仁6g 红花4g

在所有药材中先加入适量的酒，再加水煎煮即可。早晚空腹饮用。

功用：养血，活血，逐瘀。

桃红四物汤以祛瘀为核心，辅以养血、行气。方中以强劲的破血之品桃仁、红花为主，力主活血化瘀；以甘温之熟地黄、当归滋阴补肝、养血调经；白芍养血和营，以增补血之力；川芎活血行气、调畅气血，以助活血之功。全方配伍得当，使瘀血去、新血生、气机畅。化瘀生新是该方的显著特点。

2. 身痛逐瘀汤（《医林改错》）

秦艽3g 川芎6g 桃仁9g 红花9g 甘草6g 羌活3g 没药6g 当归9g 五灵脂（炒）6g 香附3g 牛膝9g 地龙（去土）6g

上方水煎服。

功用：活血行气，祛瘀通络，通痹止痛。

主治：腰腿痛，或周身疼痛，痛如针刺等血瘀痹证。

方以川芎、当归、桃仁、红花活血祛瘀；牛膝、五灵脂、地龙行血舒络，通痹止痛;秦艽、羌活祛风除湿;香附行气活血;甘草调和诸药。全方共奏活血祛瘀,祛风除湿,蠲痹止痛之功。

五、其他

1. 姚氏"益骨汤"(姚新苗之益骨汤)

补骨脂10g 骨碎补10g 生地黄15g 怀山药20g 丹参10g 淫羊藿15g

功用:补肾填精,强壮筋骨。

主治:骨质疏松症。

2. 孙氏"补肾活血蠲痹汤"(孙同郊之补肾活血蠲痹汤)

淫羊藿15g 补骨脂15g 菟丝子15g 枸杞子15g 女贞子15g 当归10g 白芍20g 川芎10g 丹参15g 黄芪20g 白术10g 佛手10g 鸡血藤15g 木瓜15g 甘草5g

功用:补肾填精,益气养血,活血通络。

主治:骨质疏松症(肾精虚兼气血虚证)。腰背、四肢酸痛,或麻木,面色无华,乏力,气短,畏寒,舌淡、苔薄白,脉沉细。

方解:方中淫羊藿、补骨脂补肾壮阳,菟丝子补肝肾益阴精,共为主药;枸杞子、女贞子滋肾阴,性平不寒无伤阳之虞,与温肾壮阳之品同用,有阴中求阳之用;当归补血活血,白芍养血敛阴柔肝、缓急止痛,川芎活血化瘀且能搜风止痛,丹参活血化瘀;黄芪、白术健脾益气,气行则血行;鸡血藤不仅补血行血,还能舒筋通络以利经脉;木瓜宣壅通滞,能通经络、止痹痛、和肝脾;佛手调畅气机,甘草调和诸药。

3. 张氏"骨痿灵"(张文泰之骨痿灵/鹿茸健骨胶囊)

鹿茸 龟甲 狗脊 人参 补骨脂 菟丝子 茯苓 三七 当归 水蛭 砂仁 鸡血藤

随证加减:肾阴不足者,可酌加生地黄、枸杞子、女贞子等;肾阳衰微者,可酌加巴戟天、肉苁蓉、淫羊藿等;阴阳两虚者,可酌加黄精、山药、制附子等;肝郁气滞者,可酌加柴胡、郁金、乳香、没药等;肝肾阴虚者,可酌加山茱萸、川断等;脾胃虚弱者,可酌加白术、薏苡仁、山药等。

4. 诸氏"温肾宣痹汤"(诸方受之温肾宣痹汤)

制狗脊10g 淡附片10g 北细辛6g 山茱萸10g 川桂枝10g 广木香10g 明天麻10g 泽泻10g 茯苓12g 生薏苡仁15g 炒白术10g 生甘草10g

诸方受临证将骨质疏松症腰背痛分为4种证型——气血亏虚证、肝肾阴虚证、脾肾阳虚证、寒瘀痹阻证,以补虚壮骨、宣痹通络为总的治则。经验方温肾宣痹汤针对本病"肾虚为本、寒瘀痹阻"的主要病机，重用益肾助阳之附子、细辛、狗脊、山茱萸、桂枝等，意在温补肝肾，强壮腰膝，温经通络，散寒宣痹；伍以白术、茯苓、薏苡仁、泽泻健脾除湿宣痹；佐以木香、天麻，通络除痹，行气止痛；甘草缓急止痛，调和诸药。全方共奏温肾健脾、散寒宣痹之功，扶正与祛邪兼顾，止痛之效显著。

（陈煜民）

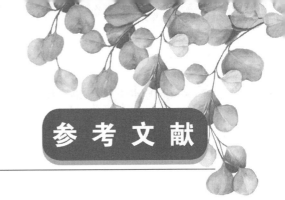

参 考 文 献

1. 严振国，杨茂有. 正常人体解剖学 [M]. 2 版. 北京：中国中医药出版社，2007.

2. 邹仲之. 组织学与胚胎学 [M]. 5 版. 北京：人民卫生出版社，2001.

3. 刘忠厚. 骨质疏松学 [M]. 北京：科学技术出版社，1998.

4. 刘献祥，林燕萍，苏友新. 骨质疏松性骨折 [M]. 福州：福建科学技术出版社，2008.

5. Downs C. Excessive vitamin A consumption and fractures：how much is too much？[J]. Nutr Bytes，2003，9（1）：1-5.

6. 余元勋，尚希福，何光远，等. 中国分子骨质疏松症学 [M]. 合肥：安徽科学技术出版社，2016.

7. Jianhua Zhao，Jonathan P Bradfield，Mingyao Li，et al. BMD-associated variation at the Osterix locus is correlated with childhood obesity in females[J]. Obesity（Silver Spring），2011，19（6）：1311-1314.

8. Chi Zhang，Hui Dai，Benoit de Crombrugghe. Characterization of Dkk1 gene regulation by the osteoblast-specific transcription factor Osx[J]. Biochem Biophys Res Commun，2012，420（4）：782-786.

9. 黄公怡. 骨重建与骨质量 [J]. 中华骨科杂志，2006，26（11）：787-789.

10. 马育林，戴如春，廖二元. 骨微损伤、骨重建与代谢性骨病 [J]. 国际病理科学与临床杂志，2007，27（6）：525-529.

11. Delmas PD. Biochemical markers of bone turnover[J]. J Bone Miner Bes，1993，8（Suppl2）：S549-S555.

12. Garnero P，Delmas PD. Assessment of the serum levels of bone alkaline phosphatase with a new immunoradiometric assay in patients with metabolic bone disease[J]. J Clin Endocrinol Metab，1993，77（4）：1046-1053.

13. Garnero p，Grimaux M，Demiaux B，et al. Measurement of serum osteocalcin with a human-specific two-site immunora diometric assay[J]. J Bone Miner Res，1992，7（12）：1389-1398.

14. Reiner Bartl，Bertha Frisch. 骨质疏松症诊断、预防、治疗 [M]. 徐苓，主译. 2 版. 北京：人民军医出版社，2012.

15. Cosman F, de Beur SJ, LeBoff MS, et al. Clinician's guide to prevention and treatment of osteoporosis[J]. Osteoporos Int, 2014, 25(10): 2359-2381.

16. Shane Anderson A, Loeser RF. Why is osteoarthritis an age-related disease? [J]. Beat Pract Res Clin Rheumatol, 2010, 24(1): 15-26.

17. 朱玲. 中医药治疗绝经综合征的文献研究[D]. 北京: 北京中医药大学, 2014.

18. 邓昶, 周明旺, 付志斌, 等. 骨质疏松症的中医病因病机及其治疗进展[J]. 中国骨质疏松杂志, 2017, 23(8): 1105-1111.

19. 邹厚辉, 范超领, 葛继荣. 从肝论治原发性骨质疏松症的研究进展[J]. 中国骨质疏松杂志, 2016, 22(6): 766-770, 794.

20. 孙宁, 邓洋洋, 孙鑫, 等. 补肾、活血复方对骨质疏松症模型大鼠VEGF表达的影响[J]. 中国骨质疏松杂志, 2016, 22(9): 1096-1100.

21. 徐桂琴. 基于文献的中医药治疗原发性骨质疏松症临床疗效评价研究[D]. 北京: 中国中医科学院, 2009.

22. 刘静仪, 林如平. 虎潜丸加减治疗骨质疏松症30例疗效观察[J]. 成都医药, 2004, 30(3): 134-135.

23. 沈霖, 杜靖远, 杨家玉, 等. 青娥丸加味治疗老年性骨质疏松症52例观察[J]. 湖北中医杂志, 1994, 16(3): 16-18.

24. 张锦, 殷松楼, 殷寒秋, 等. 六味地黄丸治疗绝经后骨质疏松的疗效观察[J]. 临床内科杂志, 2003, 20(10): 558.

25. 伊伟恩, 刘德果, 李姿蓉, 等. 骨质疏松症中医用药规律的古代文献研究[J]. 湖南中医杂志, 2017, 33(2): 116-118.

26. 谢强. 中医骨病学[M]. 北京: 人民卫生出版社, 2005.

27. 郑筱萸. 中药新药临床研究指导原则(试行)[M]. 北京: 中国医药科技出版社, 2002.

28. 方朝晖, 耿家金, 张有志, 等. 1000例老年性骨质疏松症证候分布与组合规律研究[J]. 中国中医药信息杂志, 2007, 14(5): 15-17.

29. 胡志俊, 王世伟, 刘文波, 等. 骨质疏松的中医辨证分型研究[J]. 中国中医骨伤科杂志, 2012, 20(1): 23-25.

30. 柳承希, 任艳玲. 古代文献对骨质疏松症的认识[J]. 中华中医药杂志, 2014, 29(7): 2089-2092.

31. 黄宏兴, 柴生颋, 黄红, 等. 骨质疏松症中医证型的聚类分析[J]. 广州中医药大学学报, 2007, 24(3): 180-183, 187.

32. 王文胜, 李飞, 邵航, 等. 张俐教授专方治疗骨质疏松症合并骨关节炎临证经验[J]. 中华中医药杂志, 2015, 30(8): 2799-2801.

33. 徐祖健,汪付,尹思源,等. 绝经后妇女原发性骨质疏松症中医辨证分型与骨密度的相关性研究[J]. 泸州医学院学报,2008,31(4):390-392.

34. 韩丽萍,刘实. 骨质疏松症中医证候的演变规律[J]. 中华中医药学刊,2008,26(12):2601-2602.

35. 苏培基,张华,陈敢峰. 原发性骨质疏松症患者生存质量及中医证型的调查研究[J]. 中医正骨,2008,20(7):8-10.

36. 应建伟,李桂锦,姚新苗. 中药益骨汤联合密盖息治疗骨质疏松性疼痛临床观察[J]. 浙江中西医结合杂志,2015,25(11):1027-1028.

37. 何文扬,蔡雪芬. 狗脊散加减治疗绝经后骨质疏松症113例[J]. 中医药学刊,2004,22(7):1316-1317.

38. 夏东胜,郭盛君,郭志强,等. 绝经后妇女骨质疏松程度与肾虚证型的关系[J]. 新中医,2001,33(9):14-15.

39. 邵敏,庄洪,宋文昭. 绝经后骨质疏松症生存质量和中医证型的初步研究[J]. 中医正骨,2000,12(5):9-10.

40. 罗晓茹. 维生素 K_2 在治疗绝经后骨质疏松症中的作用[J]. 国外医学:药学分册,2006,33(5):379-380.

41. 吴犀翎,李跃华. 原发性骨质疏松症中医药内治法文献研究[J]. 辽宁中医药大学学报,2011,13(11):137-140

42. 应建伟,裘伟国. 姚新苗从瘀论治骨质疏松症经验浅谈[J]. 内蒙古中医药,2012,31(12):138.

43. 张荣华,朱晓峰. 脾肾两虚兼血瘀与原发性骨质疏松关系的探讨[J]. 四川中医,2003,21(5):11-12.

44. 郭秋菊,眭承志. 血瘀与老年性骨质疏松症关系的研究进展[J]. 河北中医,2009,31(2):306-307.

45. 马中兴,高文杰,魏小堂,等. 中医学对骨质疏松症病因病机的认识[J]. 中医研究,2012,25(1):14-16.

46. 刘芳,黄海,邓伟民,等. 从骨质疏松骨小梁微血管变化剖析瘀血疼痛的基础[J]. 中国老年学杂志,2011,31(5):750-752.

47. 闫慧,年莉. 古今治疗骨痿方用药规律浅析[J]. 河南中医,2010,30(5):516-517.

48. 葛瑞. 从络病学说论治骨质疏松症[J]. 辽宁中医药大学学报,2010,12(1):65-66.

49. 尚德阳,郑洪新. 基于"络病"理论的骨质疏松症病机探微[J]. 中华中医药学刊,2008,26(2):344-345.

50. 何铭涛,梁祖建. 庄洪教授从瘀论治骨质疏松症经验介绍[J]. 新中医,2007,39(9):18-19.

51. 邓伟民, 邵玉. 瘀血学说在原发性骨质疏松症治疗中的指导作用 [J]. 中国临床康复, 2006, 10 (23): 164-165.

52. 宋敏, 刘涛, 巩彦龙. 基于中医传承辅助平台系统的骨质疏松症组方用药规律分析 [J]. 中国骨质疏松杂志, 2017, 23 (4): 519-523.

53. 胡年宏, 刘庆思. 补肾健脾活血法防治骨质疏松症的研究概况 [J]. 中医正骨, 2004, 16 (5): 53-54.

54. 朱小华, 赵仓焕. 从脾胃论治骨质疏松症 [J]. 新中医, 2004, 36 (12): 3-4.

55. 阮曰甘, 阮氏心顺. 中医治疗绝经后骨质疏松症的现状概述 [J]. 中医药导报, 2007, 13 (1): 81-82, 99.

56. 张红. 从补肾健脾法谈中医药对骨质疏松症的防治 [J]. 时珍国医国药, 2007, 18 (9): 2250.

57. 李晴晴, 潘智敏. 原发性骨质疏松症中医病变机制的研究进展 [J]. 浙江中医杂志, 2010, 45 (2): 147-149.

58. 刘琰, 严灿, 吴丽丽. "肝肾同源" 与情志调控机制的理论探讨 [J]. 上海中医药大学学报, 2009, 23 (2): 43-45.

59. Yirmiya R, Goshen I, Bajayo A, et al. Depression induces bone loss through stimulation of the sympathetic nervous system [J]. Proc Natl Acad Sci USA, 2006, 103 (45): 16876-16881.

60. 许超, 肖鲁伟, 童培建, 等. 骨质疏松症与抑郁症关系的研究进展 [J]. 中国骨质疏松杂志, 2009, 15 (9): 693-696.

61. Cizza G, Primma S, Csako G. Depression as a risk factor for osteoporosis [J]. Trends Endocrinol Metab, 2009, 20 (8): 367-373.

62. 姚新苗, 陈于东, 方芳. 益骨汤含药血清对成骨细胞增殖和 ALP 影响的实验研究 [J]. 浙江中医药大学学报, 2007, 31 (2): 158-159.

63. 田和炳, 李兴勇, 蒋晓明, 等. 小针刀治疗重症老年性骨质疏松症腰背痛 120 例临床研究 [J]. 四川中医, 2013, 31 (10): 66-70.

64. 梁健. 小针刀疗法干预治疗老年性骨质疏松症的疗效观察 [J]. 中国骨质疏松杂志, 2013, 19 (11): 1174-1176.

65. 周国庆, 陈煜民, 何帮剑, 等. 姚新苗教授治疗骨质疏松症用药思路探析 [J]. 新中医, 2016, 48 (8): 234-235.

66. 方针, 姚新苗. 姚新苗治疗骨质疏松症经验述要 [J]. 浙江中医杂志, 2017, 52 (9): 672-673.

67. 郎名丽, 尉双玲. 骨质疏松的药物治疗进展 [J]. 中国卫生产业, 2014 (9): 93-94.

68. 中华医学会骨质疏松和骨矿盐疾病分会. 原发性骨质疏松症诊治指南 (2011 年) [J]. 中华骨质疏松和骨矿盐疾病杂志, 2011, 4 (1): 2-17.

69. Kukuljan S, Nowson CA, Bass SL, et al. Effects of a multi-component exercise program

and calcium-vitamin-D₃-fortified milk on bone mineral density in older men: a randomised controlled trial[J]. Osteoporos Int, 2009, 20(7): 1241-1251.

70. Kärkkäinen M, Tuppurainen M, Salovaara K, et al. Effect of calcium and vitamin D supplementation on bone mineral density in women aged 65-71 years: a 3-year randomized population-based trial(OSTRPE-FPS)[J]. Osteoporos Int, 2012, 21(12): 2047-2055.

71. 吴国豪. 实用临床营养学[M]. 上海: 复旦大学出版社, 2006: 335.

72. Barbara A. Bowman, Robert M. Russell. 现代营养学[M]. 荫士安, 汪之顼, 王茵, 主译. 2版. 北京: 人民卫生出版社, 2008: 279.

73. 董洁琼, 邹军. 运动防治骨质疏松的研究进展[J]. 中国骨质疏松杂志, 2011, 17(1): 67-72.

74. Boyd SK, Rhodes RE, Wharf Higgins J, et al. A blueprint for bone health across the lifespan: engaging novel team members to influence fracture rates[J]. Br J Sports Med, 2011, 45(6): 463-464.

75. 张健, 赵斐, 张勇. 雌激素、运动与绝经后骨质疏松症[J]. 沈阳体育学院学报, 2009, 28(3): 67-69, 73.

76. 郁嫣嫣, 祁奇, 余波, 等. 太极拳锻炼对绝经后女性骨密度的影响[J]. 中国康复理论与实践, 2012, 18(2): 155-157.

77. 王光明, 王利, 曹钧. 运动疗法对骨质疏松症作用机制分析[J]. 九江学院学报(自然科学版), 2011, 3(3): 83-84, 88.

78. West NP, Pyne DB, Peake JM, et al. Probiotics, immunity and exercise: a review[J]. Exerc Immunol Rev, 2009, 15: 107-126.

79. 龚敏, 王斌, 汪德华. 体育锻炼对老年性骨质疏松症发病机制的影响[J]. 中国临床康复, 2003, 7(12): 1858-1859.

80. Qin L, An S, Choy W, et al. Regular Tai Chi Chuan exercise may retard bone loss in postmenopausal women: A case-control study[J]. Arch Phys Med Rehabil, 2002, 83(10): 1355-1359.

81. 何成奇, 奚颖, 杜燕, 等. 骨质疏松症的物理疗法[J]. 现代康复, 2001, 5(4): 16-17.

82. 罗先正, 陶天遵, 胡蕴玉. 骨质疏松症骨基础理论研究[M]. 哈尔滨: 哈尔滨出版社, 1998: 241-243.

83. 车艳, 王振纲. 骨质疏松症的发生与钙治疗[J]. 中国医院用药评价与分析, 2001, 1(2): 67-69.

84. 朱汉民. 活性维生素 D 和骨质疏松症防治[J]. 中华医学信息导报, 2005, 20(17): 22.

85. 闫景刚, 段卫华. 骨质疏松症治疗药物的研究进展[J]. 中国医药导报, 2015, 12(9): 34-37.

86. Gupta G, Aronow WS. Treatment of postmenopausal osteoporosis[J]. Compr Ther, 2007, 33 (3): 114-119.

87. Manson JE, Hsia J, Johnson KC, et al. Estrogen plus progestin and the risk of coronary heart disease[J]. N Engl J Med, 2003, 349(6): 523-534.

88. Taranta A, Brama M, Teti A, et al. The selective estrogen receptor modulator raloxifene regulates osteoclast and osteoblast activity in vitro[J]. Bone, 2002, 30(2): 368-376.

89. Inzerillo AM, Zaidi M, Huang CL. Calcitonin: physiological actions and clinical applications[J]. J Pediatr Endocrinol Metab, 2004, 17(7): 931-940.

90. Kurt A Kennel, Matthew T Drake. Adverse effects of bisphosphonates: implications for osteoporosis management[J]. Mayo Clin Proc, 2009, 84(7): 632-637.

91. Luisetto G, Camozzi V. Statins, fracture risk, and bone remodeling[J]. J Endocrinol Invest, 2009, 32(4 Suppl): 32-37.

92. Kim IS, Jeong BC, Kim OS, et al. Lactoneform3-hydroxy-3-methylglutaryl-coenzyme, a reductase inhibitors(statins)stimulate the osteoblastic differentiation of mouse periodontal ligament cells via the ERK pathway [J]. J Periodontal Res, 2011, 46(2): 204-213.

93. Li X, Song QS, Wang JY, et al. Simvastatin induces estrogen receptor-alpha expression in bone, restores bone loss, and decreases $ER\alpha$ expression and uterine wet weight in ovariectomized rats[J]. J Bone Miner Metab, 2011, 29(4): 396-403.

94. Park JB. The use of simvastatin in bone regeneration[J]. Med Oral Patol Oral Cir Bucal, 2009, 14(9): e485-e488.

95. Monjo M, Rubert M, Ellingsen JE, et al. Rosuvastatin promotes osteoblast differentiation and regulates $SLCO_1A_1$ transporter gene expression in $MC_3T_3-E_1$ cells [J]. Cell Physiol Biochem, 2010, 26(4-5): 647-656.

96. Chattopadhyay N, Quinn SJ, Kifor O, et al. The calcium-sensing receptor(CaR)is involved in strontium ranelate-induced osteoblast proliferation[J]. Biochem Pharmacol, 2007, 74(3): 438-447.

97. 郑玉琴, 李霞, 石英杰. 补肾壮骨汤治疗老年性骨质疏松症的临床观察[J]. 中国骨质疏松杂志, 2007, 13(8): 571-572.

98. 苏志伟, 郑志永, 金军. 补肾壮骨汤治疗原发性骨质疏松症临床观察[J]. 河北中医药学报, 2010, 25(1): 17-18.

99. 熊志立, 李遇伯, 秦峰, 等. 青娥方对去卵巢骨质疏松大鼠的作用研究[C]// 中国药学会. 2004年中国药学会学术年会论文集. 昆明: 中国药学会, 2004.

100. 赵光, 沈霖, 杨艳萍. 青娥丸对绝经后骨质疏松症患者骨密度、血清 MMP-2 水平及骨代谢指标的影响[J]. 中西医结合研究, 2012, 4(3): 113-117.

101. 石瑛, 吴健康, 徐震球, 等. 补肾活血法在骨质疏松性骨折早期运用的临床观察[J]. 上海中医药大学学报, 2007, 21(4): 23-25.

102. 罗敏, 徐振文. 补肾活血法治疗骨质疏松性腰背痛 120 例观察[J]. 实用中医药杂志, 2006, 22(8): 463.

103. 王文革, 郭升辉, 蒋鹰. 补肾活血法治疗原发性骨质疏松症 80 例临床观察[J]. 中医药导报, 2005, 11(7): 59-61.

104. 朱寒笑. 新编五禽戏延缓人体衰老的效果[J]. 中国临床康复, 2006, 10(23): 16-18.

105. 杨林, 姚新苗, 黄竞, 等. 益骨汤对去卵巢大鼠血清激素及成骨细胞增殖的影响[J]. 中医正骨, 2006, 18(12): 8-9.

106. 姚新苗, 朱胤晟, 平佃辉, 等. 益骨口服液对去势大鼠骨质疏松症外周血清炎性因子的影响[J]. 中医正骨, 2012, 24(11): 7-10.

107. 姚新苗, 陈于东, 方芳, 等. 益骨汤含药血清对大鼠成骨细胞骨保护蛋白 mRNA 表达的影响[J]. 中国中医骨伤科杂志, 2007, 15(5): 30-32.

108. 朱胤晟, 姚新苗, 吕一. 益骨口服液对去势大鼠骨质疏松症血瘀病机微观分子的影响[J], 江苏中医药, 2013, 45(5): 71-72.

109. 姚新苗, 朱胤晟, 应建伟. 益骨口服液抑制去势大鼠骨质疏松疼痛的实验研究[J]. 浙江中医药大学学报, 2013, 37(8): 1005-1009.

110. 蔡玉霞, 张剑宇. 补骨脂水煎剂对去卵巢骨质疏松大鼠骨代谢的影响[J]. 中国组织工程研究与临床康复, 2009, 13(2): 268-271.

111. 丁小刚, 覃勇, 鄂建设, 等. 骨碎补总黄酮对老年性骨质疏松症患者血清骨钙素水平及骨密度影响[J]. 中国骨质疏松杂志, 2013, 19(5): 519-521.

112. 李青南, 吴铁, 谢华, 等. 淫羊藿提取液对去睾丸大鼠骨代谢的影响[J]. 中草药, 1993, 24(12): 637-638, 658.

113. 李青南, 廖进民, 吴铁, 等. 淫羊藿提取液防治激素所致大鼠骨质疏松的实验研究[J]. 中国药学杂志, 1996, 31(8): 467-470.

114. Oh KO, Kim SW, Kim JY, et al. Effect of Rehmannia glutinosa Libosch extracts on bone metabolism[J]. Clin Chim Acta, 2003, 334(1-2): 185-195

115. 肖柳斌, 刘国雄, 王晖. 丹参水提液对抗大鼠泼尼松性骨质疏松的作用研究[J]. 中国临床药理学与治疗学, 2008, 13(1): 94-98.

116. 王振恒, 赵建宁, 王瑞. 骨质疏松动物模型研究进展[J]. 中国骨质疏松杂志, 2012, 18(7): 656-662

117. 张月峰. 骨质疏松动物模型研究进展[J]. 动物医学进展, 2005, 26(3): 8-11.

118. 张雅蓉，唐舸，刘杉. 5 种常用大鼠骨质疏松动物模型的特点 [J]. 国际口腔医学杂志，
2013，40（5）：629-633.

119. 廖慧娟，廖二元. 骨质疏松症动物模型 [J]. 国外医学：内分泌学分册，2004，24（1）：
60-62.

120. 朱彦昭，史晓林，吴建民. 骨质疏松症模型的动物选择 [J]. 中国骨质疏松杂志，2006，
12（6）：631-634.

121. 程少丹，王拥军，唐德志，等. OPG 基因敲除小鼠骨质疏松情况的研究 [J]. 中国骨质
疏松杂志，2008，14（1）：16-19.

122. Ding M, Cheng L, Bollen P, et al. Glucocorticoid induced osteopenia in cancellous bone of
sheep: validation of large animal model for spine fusion and biomaterial research[J]. Spine
(Phila Pa 1976), 2010, 35（4）: 363-370.

123. 丁宏，徐秋贞，邓钢，等. 影像学与骨质疏松症关系的研究进展[J]. 实用老年医学，
2011，25（4）：280-283.

124. 齐进，徐海峰，王晋申，等. 骨组织形态计量学和微 CT 测量技术在骨质疏松研究中的
应用[J]. 国际骨科学杂志，2012，33（3）：157-159.

125. 鞠传广，马庆军，党耕町，等. 切除卵巢后大鼠骨小梁重建组织学特征的电镜观察[J].
中国组织工程研究与临床康复，2007，11（32）：6509-6512.

126. 叶树林，王瑞娟. 糖皮质激素类药物的临床合理用药探究[J]. 军医进修学院学报，
2011，32（4）：402-404.

127. 田丽花，梁敏，张劼，等. 糖皮质激素性骨质疏松大鼠模型建立的研究[J]. 广西医科
大学学报，2013，30（1）：5-7.

128. 李素萍. 骨质疏松动物模型的研究现状[J]. 中国组织工程研究与临床康复，2011，15
（20）：3767-3770.

129. 曾羿. 分子信号通路在骨质疏松防治中的研究进展[J]. 中国骨质疏松杂志，2014，20
（3）：305-309.

130. 查小云，胡予. 骨质疏松相关信号通路研究进展[J]. 中国骨质疏松杂志，2014，20
（2）：205-209.

131. 王昭洪，曾涛. 补肾中药治疗骨质疏松的实验研究进展[J]. 环球中医药，2011，4（3）：
235-238.

132. 张贤，蔡建平，赵春，等. 杜仲对去势大鼠股骨与腰椎骨的显微和超微结构的影响研
究[J]. 中国药房，2009，20（24）：1855-1857.

133. 朱慧锋，王维佳，王珠美. 骨碎补总黄酮对骨质疏松大鼠 Smad1 Smad5 基因表达的影
响[J]. 中华中医药学刊，2010，28（1）：200-204.

134. 彭丽红, 马改霞. 骨质疏松症的中医药治疗研究进展 [J]. 西北药学杂志, 2013, 28(1): 98-101.

135. 陈琼如. 中药治疗骨质疏松症的用药规律分析 [J]. 中外医疗, 2012, 31(10): 99.

136. 刘振海, 刘红, 王少君, 等. 防治骨质疏松症常用单味中药实验研究概况 [J]. 环球中医药, 2013, 6(6): 473-479.

137. 高璐, 郑洪新, 尚德阳, 等. 补肾复方对去卵巢大鼠 MEK1、ERK2 基因表达的调控作用 [J]. 中国骨质疏松杂志, 2014, 20(5): 471-475, 484.

138. 黄姵慈, 马勇. 中医治疗原发性骨质疏松症组方配伍规律探析 [J]. 世界中西医结合杂志, 2012, 7(11): 926-928.